江西科学技术出版社
江西·南昌

临床疾病超声诊断学

相泓冰 等 主编

江西科学技术出版社
江西·南昌

图书在版编目（CIP）数据

临床疾病超声诊断学 / 相泓冰等主编 . -- 南昌：江西科学技术出版社, 2019.12（2024.1 重印）

ISBN 978-7-5390-7100-8

Ⅰ. ①临… Ⅱ. ①相… Ⅲ. ①超声波诊断 Ⅳ. ① R445.1

中国版本图书馆 CIP 数据核字 (2019) 第 284615 号

选题序号：ZK2019282

责任编辑：王凯勋

临床疾病超声诊断学
LINCHUANG JIBING CHAOSHENGZHENDUAN XUE

相泓冰 等 主编

出版发行	江西科学技术出版社
社　　址	南昌市蓼洲街 2 号附 1 号
	邮编：330009　　电话：（0791）86623491　　86639342（传真）
经　　销	全国新华书店
印　　刷	三河市华东印刷有限公司
开　　本	880mm×1230mm　　1/16
字　　数	316 千字
印　　张	9.75
版　　次	2019 年 12 月第 1 版　　2024年1月第1版第2次印刷
书　　号	ISBN 978-7-5390-7100-8
定　　价	88.00 元

赣版权登字：-03-2019-430

版权所有，侵权必究

（赣科版图书凡属印装错误，可向承印厂调换）

编 委 会

主　编　　相泓冰　张建君　古爱珍　张华东
　　　　　　潘安莉　任军勇　赵　岩　刘　敏

副主编　　马新乐　韩　华　周秀丽　廖诚德　董常峰
　　　　　　焦　欣　杨小玲　宋鹏远　李　超　徐　辉

编　委　（按姓氏笔画排序）

马新乐　新乡市中心医院
古爱珍　深圳市龙华区中心医院
任军勇　内蒙古医科大学附属医院
刘　敏　徐州市中心医院
杨小玲　焦作市中医院
张华东　深圳市人民医院
　　　　（暨南大学第二临床医学院，南方科技大学第一附属医院）
张建君　合肥市第三人民医院
李　超　河南中医药大学第一附属医院
宋鹏远　新疆医科大学第二附属医院
周秀丽　广州中医药大学附属东莞市中医院
赵　岩　南阳医学高等专科学校第二附属医院
相泓冰　南阳市中心医院
徐　辉　湖北医药学院附属襄阳市第一人民医院
韩　华　新乡市中心医院
焦　欣　吉林省中医药科学院
董常峰　深圳市第三人民医院
廖诚德　华中科技大学协和深圳医院
潘安莉　惠州市第一人民医院

获取临床医生的在线小助手

开拓医生视野
提升医学素养

微信扫码

- 📖 **临床科研** 〉介绍医学科研经验，提供专业理论。
- 🧬 **医学前沿** 〉生物医学前沿知识，指明发展方向。
- 📋 **临床资讯** 〉整合临床医学资讯，展示医学动态。
- ✏️ **临床笔记** 〉记录读者学习感悟，助力职业成长。
- 💬 **医学交流圈** 〉在线交流读书心得，精进提升自我。

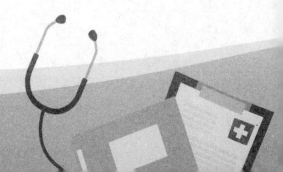

前　言

近几年医学超声成像技术有了很大进展。传统的超声成像技术，如二维超声成像技术和彩色多普勒血流成像技术等不断完善，二维图像分辨率和血流成像敏感性明显提高，为观察正常和病理状态下的组织形态结构、心血管腔内血流变化和组织血流灌注情况提供了更可靠的观察方法。与此同时，新的成像技术层出不穷，如实时三维超声成像、组织多普勒超声成像、超声斑点追踪、超声造影、血流向量成像和超声弹性成像等，这些技术的进一步发展和完善，为我们观察组织器官形态结构、功能、心血管腔内血流状态和组织器官灌注开辟了新的途径。由于超声图像清晰，分辨率高，能实时无创地显示正常与异常组织结构的轮廓和形态，观察组织器官的血液供应及其功能，故超声成像检查广泛用于各个系统多种疾病的检查，在疾病诊断、治疗方法选择、治疗效果判断和评估预后等方面发挥着重要作用，已成为影像医学的三大支柱之一。

本书从临床应用出发，在基础理论方面力求简洁、扼要，首先介绍了临床超声概述、超声诊断的检查方法、超声心动图、介入性超声的基础内容，然后以临床常见病和多发病为重点，系统地介绍了颅内血管疾病的超声诊断、颈部动脉疾病的超声诊断、乳腺疾病的超声诊断、心脏疾病的超声诊断、腹膜、腹膜腔疾病的超声诊断及胃肠疾病的超声诊断等方面的检查方法、声像图特点、诊断及鉴别诊断要点和临床价值。本书结合新理论、新知识、新方法和新技术，重点阐述各种疾病的超声影像学特征。

在编写过程中，编写人员较多，文笔风格不尽一致，且编校水平有限，书中难免存在疏漏或错误之处，望广大读者不吝指正，以便再版时修订。

编　者

2019 年 12 月

目 录

第一章 临床超声概述 1
   第一节 超声诊断的物理基础 1
   第二节 多普勒血流显像 18
第二章 超声诊断的检查方法 31
   第一节 二维超声 31
   第二节 M型超声 32
   第三节 多普勒超声 33
   第四节 超声造影技术 33
第三章 超声心动图 38
   第一节 M型超声心动图 38
   第二节 二维超声心动图 44
   第三节 三维超声心动图 47
第四章 介入性超声 52
   第一节 超声引导经皮穿刺肺脏活检 52
   第二节 超声引导经皮胸膜穿刺活检 60
   第三节 超声引导化学消融治疗肺癌 65
第五章 颅内血管疾病的超声诊断 70
   第一节 颅内血管超声总论 70
   第二节 大脑中动脉 73
   第三节 大脑前动脉 82
第六章 颈部动脉疾病的超声诊断 85
   第一节 颈动脉超声总论 85
   第二节 颈内动脉狭窄与闭塞 91
第七章 乳腺疾病的超声诊断 106
   第一节 乳腺超声解剖、组织结构及生理 106
   第二节 乳腺超声检查方法 109
第八章 心脏疾病的超声诊断 117
   第一节 解剖概要 117
   第二节 检查方法 122
   第三节 正常超声心动图 124
第九章 腹膜、腹膜腔疾病的超声诊断 131
   第一节 解剖概要 131

第二节　检查方法 136
　　第三节　腹膜及腹膜腔疾病 138
第十章　胃肠疾病的超声诊断 145
　　第一节　解剖概要 145
　　第二节　检查方法 146
　　第三节　正常声像图 147
参考文献 150

第一章 临床超声概述

第一节 超声诊断的物理基础

一、超声成像的物理基础

（一）超声波的一般性质

超声波其本质为高频变化的压力波。其频率超过成人听觉阈值的上限，以波动形式在物质（介质）内传播而不能在真空内传播，超声波携带能量（声能）并可转至传播物质（体），回声（反射声）及穿透声波中包含传播物质中的声学物理信息。声能亦可对活体组织产生生物效应。超声波中的主要物理特性如下。

1. 波形

波形指介质内质点振动与波传播方向的关系，可分为纵波、横波及表面波（图1-1）。

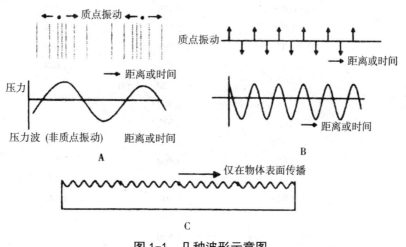

图1-1 几种波形示意图
A. 纵波；B. 横波；C. 表面波

（1）纵波：介质中质点方向与波传播方向平行（或一致）者称为纵波。人体软组织（包括血液、体液）中均以纵波形式传播。

（2）横波：介质中质点振动方向与波传播方向垂直者称为横波。在声束斜射至骨骼时，可出现部分横波形式。

（3）表面波：介质中质点振动方向与波（可为纵波或横波）传播方向与入射声束基本垂直，但波动仅在物体表面传播者。

2. 频率

每秒振动（压力变化）的次数称为频率（frequency, f）。频率单位为赫兹（Hz，1 Hz = 1周）。超声波频率在 20 kHz（20 000 Hz）以上，最高达 5 GHz（5×10^9 Hz）或更高。诊断用超声波频率在 1～20 MHz，少数场合已用至 80～100 MHz。

3. 周期

周期（period，T）为一次完整的压力波变化（或振动）所需的时间。单位为秒（s）、毫秒（ms）或微秒（μs）。

周期与频率间互为倒数。即：

$T(s) = 1/f(Hz)$，$f(Hz) = 1/T(s)$

或 $T(\mu s) = 1/f(MHz)$，$(MHz) = 1/T(\mu s)$

4. 声传播速度

超声波在不同介质中的传播速度（propagation speed，c）不同。同一介质中温度高低不同时亦具差别。声传播速度简称声速（sound velocity）。声速的单位常用 m/s、cm/s、cm/μs、mm/μs 等。c 与体膨胀系数（Ka）、介质密度（ρ）、杨氏模量（E）等关系如下。

$c \approx (Ka/\rho)^{1/2}$ 或 $c \approx (E/\rho)^{1/2}$

人体软组织中的密度声速参见表 1-1 所示。

表 1-1　人体正常组织的密度、声速、声特性阻抗

介质名称	p(10^3 kg/m²)	c(m/s)	Z(10^6 PaX s/m)	
空气（22℃）	0.001 18	334.8	0，000 407	
水（20℃）		1 483	1.493	
羊水	1.013	1 474	1.493	
血浆	1.027	1 571		1
血液	1.055	1 571	1.656	1
大脑	1.038	1 540	1.599	1
小脑	1.030	1 470	1.514	
脂肪	0.955	1 476	1.410	1
软组织（平均值）	1.016	1 500	1.524	1
肌肉（平均值）	1.074	1 568	1.684	1
肝	1.050	1 570	1.648	1
脾		1 520～1 591		1
肾		1 560		1
心		1 572		1
脑脊液	1.000	1 522	1.522	
颅骨	1.658	3 860	5.571	1
甲状腺			1.620～1.660	
胎体	1.023	1 505	1.540	
胎盘		1 541		
角膜		1 550		
房水	0.994～1.012	1 495	1.486～1.513	
晶体	1.136	1 650	1.874	
玻璃体	0.992～1.010	1 495	1.483	
巩膜		1 630		1.510
皮肤		1 498		
软骨		1 665		
肌腱		1 750		
子宫（活体，非孕妇，37℃）		1 633±2		5
子宫（活体，孕妇，37℃）		1 625±1.63		5
乳房（活体，30℃）		1 510±5		2
乳房（甲醛液浸泡，30℃）		1 450～1 570		7

5. 波长

波长（wave length，λ）为超声波在介质中传播时，一次完整周期所占的空间长度。可从一个压力周期的开始上升点至次一个压力周期的开始上升点间距离测定；或从相邻两个压力波的最高点或谷点测定（图1-2）。波长以mm为单位，高频超声中则以μm为单位。

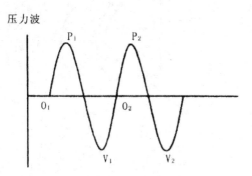

图1-2 波长测量示意图

$\lambda = O_2-O_1 = P_2-P_1 = V_2-V_1$

6. 波长、频率与声速间的关系

波长、频率与声速间有确切的关系，即波长与频率的乘积等于声速。从诊断超声分析，如所用频率固定，则在声速高的介质中其波长亦大；如在相同声速的同一介质中，所用频率愈高，则波长愈小。

$\lambda(mm) = c(mm/s)/f(Hz)$，或 $\lambda(mm) = c(m/s)/f(MHz) \times 10^3$

为简化计算公式，在人体软组织中（$C \approx 1500$ m/s），上述公式变为：$\lambda(mm) = 1.5/f(MHz)$，或 $\lambda(mm) \times f(MHz) = 1.5$。

（二）超声波的发生

诊断用超声波一般应用压电元件所产生的压电效应，即电能与机械能的相互转换而发生。压电元件可为天然晶体（石英）、压电陶瓷（钛酸钡、钛酸铅、锆钛酸铅）或有机压电薄膜（PVDF，PVDF2）等。

1. 压电效应

压电效应指在力的作用下（压力或负压力），压电元件的一对面上产生电场，其符号（正、负）相反（图1-3）。所加的力愈大，电场强度亦愈大；反之则小。或者，在电场的作用下，压电元件产生如同外力作用下的改变，或增厚，亦可减薄（电场反向时）。所加的电场强度愈大，厚薄的变化亦愈大。

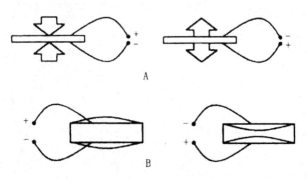

图1-3 压电效应
A. 正压电效应；B. 逆压电效应

凡加力后产生电场的变化，称正压电效应；而加电场后产生厚度的变化，称逆压电效应。

在逆压电效应情况下，加以高频（>1 MHz）的交变电场，则压电元件产生厚、薄间的高频变化，即高频机械振动而产生超声波（图1-4）。

回声撞击至压电元件时，产生正压电效应而呈现电压变化，电压变化与回声强弱成正比，故同样地反映体内信息。输入超声诊断仪经信号放大、处理等过程而形成声像图。

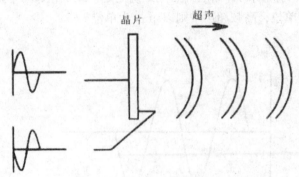

图1-4 高频电场产生超声波

2. 压电材料

（1）电晶体。

①天然压电晶体：石英又名二氧化硅（SiO_2）。X切割的石英晶体具有压电性能，其发射频率单纯，带宽窄，Q值高，但要求激励电压高，常需数千伏（KV）。

②压电陶瓷晶体：为铁电体的化合混合物，采用人工配方、烧结、磨粉、混合、压模、再烧结、磨片、涂银、极化、切割等一系列工艺制成，可掺杂微量化学元素以改变其压电和介电性能，为目前绝大多数商品超声诊断仪所采用。

（2）压电有机材料：聚偏氟乙烯（poly vinylidene fluoride，PVDF）具有压电性能。PVDF（或$PVDF_2$）薄膜经延展使其分子链轴规则排列，并外加电场使之极化，即获得压电高分子薄膜，易制成宽带探头，具有质柔软、可弯曲、易加工等优点。

（三）超声场

探头向前方辐射超声能量所到达的空间，称超声场。超声场随探头的形状、阵元数、触发扫描方式、工作频率、聚焦设置等具有很大变化。为简化认识，对圆片单片平面型探头做介绍分析。

在非聚焦平面圆片被连续等幅高频电压激励时，超声场的分布如（图1-5）所示。

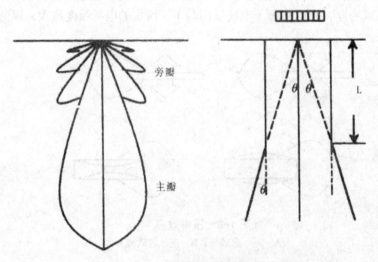

图1-5 单平面圆片非聚焦型声场图

θ. 半扩散角；L. 近场距离

图1-5所示为典型的超声场分布。由于超声照射而形成超声场,故此场又可称为声束。在平面上,发出声束的主方向称为声轴;声束两侧的范围称为束宽。从图中可见,离探头直径(2r)处向远方发出的声束中,其起始段平行;到达某一点后开始向两侧扩散,即声束逐渐增宽。此点与探头发射面的距离(L)与晶片发射时的半径(r)及介质中波长(λ)有关。

L(mm) = r²(mm²)/λ(mm),或在人体软组织中,上述公式变化为:L(mm) = f(MHz) × R²(mm²)/1.5。

1. 近场

在声束的平行区至扩散区交点L以内的范围称为近场。该区从其边缘考虑属平行声束,但在整段近场区内的声轴线上声场不断起伏,形成多处极大值和极小值(图1-6A)。

如以离轴声强考虑,在声场内不同距离处作垂直于声轴的圆截面,则在声轴上极大值与极小值处其离轴声强分布不同(图1-6B)。因此,近场区又名复瓣区。

近场或近场区具物理学上的严格定义,近场长度随探头频率变化成正比,又与探头半径平方成正比。临床超声诊断人员将图像的浅部称作"近场"不正确,而为误用术语。

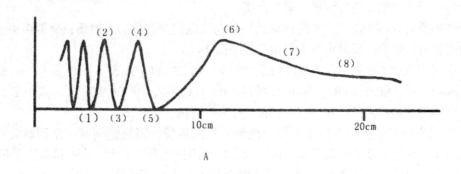

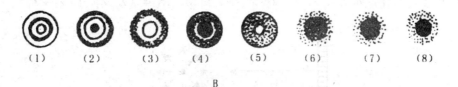

图1-6 声场分布

A. 轴向声场分布;B. 离轴声场分布

2. 远场

从声束的扩散点开始,即为远场。该区内声场分布均匀,但向周围空间扩散(图1-5)。

扩散声束边缘连线可相交至探头发射面,而形成扩散角(2θ);其在每一边缘与近场声束边缘的延长线间角度称半扩散角(θ)。半扩散角用下列公式计算:sin θ = 0.61λ(mm)/r(mm)或要人体软组织中,sin θ = 0.61 × 1.5/[f(MHz) × R(mm)]。

半扩散角为衡量声束指向性的重要指标。半扩散角愈小,指向性愈好。一般探头的半径r ≥ 5λ时声束指向性较好;r ≥ 10λ时指向性良好;而r < 5λ时,指向性差。

注意:远场是指声学物理空间,而非二维图像的深部,不可将二者混淆。

(四)超声波的传播

从探头发出的超声波以波动形式向人体(介质)内部行进并带入声能,称为超声波的传播。超声波在传播过程中,随人体组织的各种声学特性而产生相应的变化。

1. 声特性阻抗

声特性阻抗(specific acoustic impedance, Z)这一参数在现今超声诊断中起最主要的作用。

(1)定义:声特性阻抗又称声阻抗率,指某点的声压和质点速度的复数比,它等于介质中声速(c)

和其密度（P）的乘积。Z（Pa×s/m）= ρ（10^3kg/m^3）× c（m/s），部分人体组织声阻抗测定数据参见表1-1所示。

（2）界面：两种声阻抗不同的物体（组织）的相接触处称界面。界面的存在说明该界面两侧具声阻抗差别。小界面和大界面不是从界面的绝对尺寸，而是用界面尺寸与入射声束的波长之间做比较确定。界面小于声束波长者称为小界面；大于声束波长者称为大界面。由于变换不同频率的超声探头，在某些条件下，同一界面尺寸有时可为小界面，而在另一状态下却成为大界面。例如，一个0.3 mm尺寸的人体软组织界面，在3 MHz超声（λ = 0.5 mm）时为小界面；而在10 MHz超声（λ = 0.15 mm）时为大界面。

（3）散射：小界面对入射声束呈散射象。散射是小界面接受声能后，作为二次声源向周围立体空间所作的二次超声发射（图1-7A）。散射体可称作散射子。当散射向$4\pi r^2$立体角散发二次超声（可称回声）时，总有若干弧度中的回声返回探头面而获得信息。因此，散射现象无方向依赖，散射现象无回声失落。

（4）反射：大界面对入射声束呈反射现象。平滑的大界面称为镜面。声束入射至镜面时，声能从界面反射回原介质；余下声能穿越界面进入第二介质。

与镜面所作的垂直线称为法线。入射声束的声轴与法线间角度称为入射角；反射声束（回声）的声轴与法线间角度称为反射角。反射角与入射角相等（图1-7B）。

反射声束中超声能量（声强）与声强反射系数（R_I）有关，以下式表示：$R_I = (Z_2\cos\theta_i - Z_1\cos\theta_t)^2 / (Z_2\cos\theta_i + Z_1\cos\theta_t)^2$，略去$\cos\theta_i$、$\cos\theta_t$，可得：$R_I = (Z_2-Z_1)^2/(Z_2+Z_1)^2$，式中$Z_1$，$Z_2$分别为第一介质与第二介质的声特性阻抗；$\theta_i$为入射角，$\theta_t$为穿透角。

因此，反射回声的声强主要取决于大界面两侧介质的声特性阻抗差别度，差别愈大，反射声强愈大，穿透声强愈小。认为密度大的反射大，或认为声特性阻抗大者反射大，均不符合声学理论。

如以反射回声的振幅（A）考虑，则振幅反射系数（R_A）以下式表示：$R_A = (Z_2\cos\theta_i - Z_1\cos\theta_t)/(Z_2\cos\theta_i + Z_1\cos\theta_t)$，同样，如略去$\cos\theta_i$、$\cos\theta_t$项，可得：$R_A = (Z_2-Z_1)/(Z_2+Z_1)$。

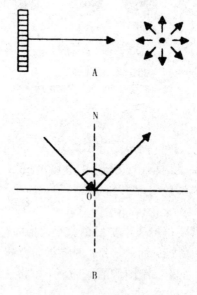

图1-7 散射与反射
A. 散射；B. 反射

（5）回声失落与粗糙大界面：镜面反射遵守光学上Snell定律，即入射角与反射角相等。设如垂直入射时 θ = 0° 回声强度为100%，则 θ_i = 6° 时回声强度为10%，而 θ_i = 12° 时，回声强度降至1%。θ_i继续增大（约≥20°），回声极微而不能检出，则此一空间上确实存在的大界面但得不到反射回声，称作回声失落（图1-8A）。薄壁囊肿的两个侧壁常不能显示即为此故。此外，由于θ_i的变化而使被测大界面的回声强度明显改变，声学中称为角度依赖。由此可见，用反射信号强度分析界面回声（或声阻抗差）的绝对值，在理论上无任何科学意义。

粗糙大界面等同于平滑大界面的表面镶嵌以众多的小散射子，因而具有散射特性，即无角度依赖，亦无回声失落。感染性囊肿及肝脓肿其侧壁可清晰显示而不出现回声失落，即是此原因（图1-8B）。

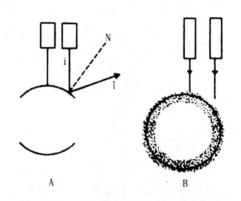

图1-8 薄壁囊肿和粗糙外壁的镜面反射比较
A. 侧壁回声失落（薄壁包膜）；B. 粗糙外壁

（6）微泡和血液（软组织）间声特性阻抗差别：微泡多由空气组成，$Z_a \approx 407\ Pa \times s/m$；血液$Z_b \approx 1.66 \times 10^6\ Pa \times s/m$；软组织$Z_s \approx 1.52 \times 10^6\ Pa \times s/m$。因此，声特性阻抗间差别极大，故在微泡与血液或微泡与软组织界面上（小界面），R_I在99.8%以上，R_A在99.9%以上，使大量声能散射。

2. 声速差别

声束以0°入射角入射至大界面时，即使界面两侧介质中声速不同（$c_2 \neq c_1$），声束穿透此界面后仍按原方向前进$\theta_t = 0°$）（图1-9A）。此时，声束产生透射但无折射。

在界面两侧介质中声速相等（$c_2 = c_1$）时，如入射角>0°，则其透射声束仍按原方向传播，即$\theta_t = \theta_i$（图1-9B）。

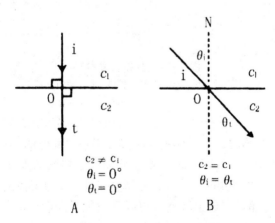

图1-9 不发生折射的情况
A. 入射角为0°；B. 界面两侧介质中声速相等

（1）折射：在界面两侧介质中声速不等（$c_2 \neq c_1$），且入射角>0°时，则透射声束偏离入射声束的方向传播，即$\theta_t \neq \theta_i$。此命名为"折射"（图1-10）。

折射角与入射角有关，与界面两侧介质中的声速比有关。以下式表示：$\sin\theta_t / \sin\theta_i = c_1/c_2$，简化取近似值则为：$\theta_t / \theta_i = c_1/c_2$。

（2）会聚及发散：平行声束通过圆球形病灶，如病灶内声速与其周围不等，则在病灶后方产生声束的会聚或发散。如圆球形病灶内部声速小于周围组织，则声束经二次折射后会聚（图1-11A）；相反，病灶内部声速大于周围组织，则声束经二次折射后在病灶后方呈扩散现象（图1-11B）。如病灶内部声速与周围组织相等，则通过病灶后声束无会聚或扩散改变（图1-11C）。

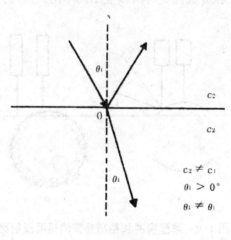

图1-10 折射

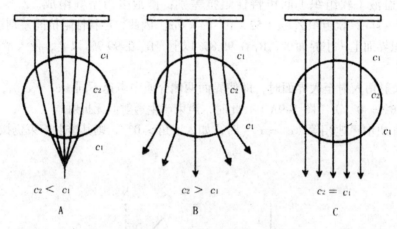

图1-11 会聚及发散
A. 折射后会聚；B. 折射后扩散；C. 声束无折射

（3）临界角与全反射：在第二介质中声速大于第一介质时，成角入射必然 $\theta_t > \theta_i$。逐渐加大入射角 θ_i，θ_t 更快增大。在 θ_t 至直角时，折射声束与大界面平行，此时的 θ_i 称为临界角（图1-12A）。

再增大临界角的度数，则 $\theta_t > 90°$，此时声束从平行于界面状态转入第一介质，称全反射（图1-12B）。全反射出现在 θ_i 大于临界角时。在全反射界面的下方，出现无超声进入区，称侧后声影或折射声影（图1-12C）。有人误将超声波传至肺泡或胃肠道空气界面产生的强力反射称作全反射，则不符合物理原理。

3. 绕射（衍射）

声束在界面边缘经过，如声束边缘和界面边缘间距达 1~2λ 时，声束可向界面边缘靠近且绕行，即产生声轴的弧形转向（图1-13），其转向程度一般不大，称为绕射。

4. 相干

两组波形的叠加由于频率、振幅或相位的不同，可获得另一种新的波形。这种新的波形中常含有新的信息，特别如相位信息（图1-14）。已有利用相邻声束扫线产生的回声取得相干信息，形成相干图像。

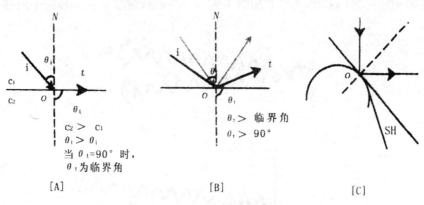

图1-12 临界角与全反射
A. 临界角；B. 全反射；C. 折射声影

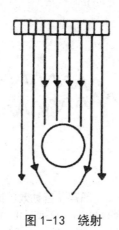

图1-13 绕射

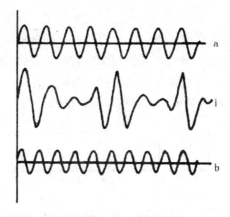

图1-14 相干a和b叠加形成

5. 多普勒效应

动散射子对入射超声的回声产生频移，称多普勒效应。动散射子的频移量（f_d）与运动速度（v）成正比，与探头发射频率（f_0）成正比，与"声束-血流方向"夹角（θ）的余弦成正比，而与介质中声速（c）成反比（图1-15），即：$f_d = 2v\cos\theta \times f/c$，多普勒超声利用动目标产生频移，再从频移计算运动速度。其中必须作角度校正，否则，计算显示出的流速读数全无科学意义；θ角必须在60°以下，否则，即使作θ角校正，其测值的重复性低，可信度不高。

注意："频移"只用在多普勒效应中，下节所述的 2 倍谐频不可称为频移。

多普勒频移值如超过 Nyquist 频率（1/2PRF）时，产生曲线混叠。其高峰削平而移至另一侧。

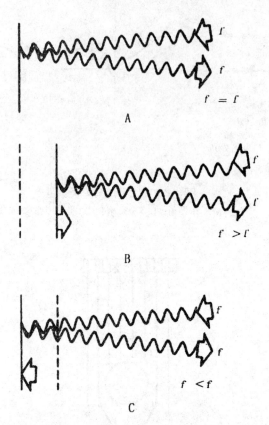

图 1-15　超声多普勒效应原理

A. 界面静止时，反射超声频率不变；B. 界面向探头移动，反射超声频率增高；C. 界面离探头移动，反射超声频率降低

6. 谐振与谐频

谐振即共振。在声束进入微泡区时，声场中压力改变可使气泡受压后体积（径线）变小；受负压后体积（径线）变大。在超声频率与气泡自然共振频率一致时，其体积变化可大至三个数量级。在共振情况下，界面散射多种频率。其中，与基频 f_0 成倍数者（即：$2f_0$，$3f_0$，$4f_0$，…，nf_0）包含的声能最大，形成谐频。2 倍谐频能量较其他谐频能量更大，已用作谐频成像（图 1-16）。

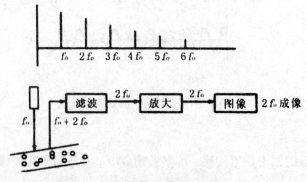

图 1-16　谐频成像原理示意图

另一种谐频并非来自气泡共振，而来自超声波在传播中的波形畸变。其正压部分的声速略大，而负压部分的声速略小。经一定距离后，使正弦波变成锯齿波。而畸变后的锯齿波如经快速富利埃分析，则

可从基频之外取得谐频超声波。同样可进行谐频成像。

在气泡共振地谐频信息中，尚存在低于基频的次谐频波，常为 $2/3f_0$，$1/2f_0$，$1/3f_0$，$1/4f_0$ 等形式。谐频与次谐频成像均属非线性声学范畴。

（五）超声波的衰减

超声波携带的能量，在其传播过程中必然受到损失，使声强逐渐降低，称为衰减。

1. 衰减公式

衰减公式为：$A_x = A_0 e^{-\alpha fx}$，式中，A_x 为距离探头 X 处的声振幅；A_0 为探头发散面处的声振幅；e 为自然对数之底；α 为衰减系数；f 为超声频率（MHz）；x 为距离探头的某点。

2. 衰减系数

衰减系数 α 由3个主要部分组成，即：$\alpha = af^1 + bf^2 + cf^4$。其中，a 代表介质弹性摩擦吸收系数，与频率的1次方成正比，b 代表介质黏滞性与热传导的吸收系数；c 代表介质内散射体的瑞利散射吸收系数，与频率的4次方成正比。

此外，尚有其他影响因素。声强（I）与声振幅（A）的平方值成正比，故声强的衰减系数为 2α。

3. 不同人体组织中的衰减系数

人体组织的衰减与其组织中所含成分有关。通常含液者衰减甚低；实质性组织中随其含蛋白质的百分数增高而增高；蛋白质中又以胶原蛋白的衰减最大；钙化体衰减更高，密质骨较钙化体更高；含气脏器（或病灶）属人体内最高衰减（表1-2）。

表1-2　人体正常组织的衰减系数

组织器官	衰减系数 (dB × cm^{-1} × MHz^{-1})	频率范围 (MHz)
眼球玻璃体液	0.10	6～30
血液	0.18	1.0
血浆	0.07	13
肌肉（顺纤维）	1.3	1.7～3.4
肌肉（横越纤维）	3.3	0.8～4.5
脂肪	0.63	0.87
脊髓（顺纤维）	0.80	1.7～3.4
脊髓（横越纤维）	1.20	1.7～3.4
肝	0.94	0.3～3.4
肾	1.0	0.3～4.5
心肌	1.8	0.3～4.5
晶体	2.0	3.3～13.0
骨髓	1.0	1.0
颅骨	20	1.6
水	0.002	1.0
空气（肺、肠）	41	1.0

人体组织中的衰减与散射有关。某些病变（如脂肪肝）时散射增大，致使传入深部的声强显著下降。脂肪单独的衰减系数甚低，但当多量的 2～3 μm 脂肪微滴积聚在肝细胞内时，由于脂肪与肝细胞质之间的声特性阻抗不等，造成对入射超声大量散射，致使脂肪肝的声衰减明显增大，表现为肝脏深部的回声明显稀少及肝脏底面的模糊。

人体组织中的衰减与反射有关。反射系数愈高则反射声强愈大，以致透入界面深部介质的声能下降。例如，某些胆囊结石与胆汁的界面反射系数可达50%以上，则透过结石后声能下降，再加胆石的声吸收，产生清晰的后方声影。

微泡造影剂浓度为 4.4%，平均微泡直径为 3.4 μm 时，具极高的衰减系数。在 2 MHz 超声作用下，其衰减系数为 80 dB × cm^{-1} × MHz^{-1}，或者为 40 dB × cm^{-1} × MHz^{-1}。

4. 衰减在超声诊断中的应用

衰减间差别为超声诊断的重要依据之一。比较声像图上同一深度处的回声情况，可推断该处浅部声路上的衰减大小。部分疾病其后方增强，部分疾病其后方减弱，亦有部分疾病后方无明显变化。

（1）后方增强：①轻度增强者：低回声型小肝癌，高回声型血管瘤（部分），正常晶体后囊。②显著增强者：囊肿，脓肿，金属异物，宫腔节育器（金属），胆囊壁黏膜内胆固醇结晶。

（2）后方减弱：①轻度减弱者：乳房癌，局灶性纤维化，后方呈现模糊声影。②显著减弱者：钙化斑，结石，重度局灶性纤维化，瘢痕组织，气体，产气杆菌感染，圆球形包膜的侧后声影。一般在其后方均具清晰声影。

（3）后方无改变：不少局灶性病变其衰减与该脏器正常组织一致；或者属弥漫性病变，即使其声衰减与正常者不同，但在声像图上不能比较出衰减差别在何处特别明显。

（六）超声生物效应与安全性

1. 声强

在脉冲式超声系统中，超声声强（I）区分如下。

（1）空间平均时间平均声强（I_{SATA}）：为标出声强中的最低数据。

（2）空间峰值时间平均声强（I_{SATA}）：非聚焦声束中，为 I_{SATA} 的 3～5 倍；聚焦超声中，焦区声强为 I_{SATA} 的 108～200 倍。

（3）空间平均时间峰值声强（I_{SATA}）：为占空因素的倒数与 I_{SATA} 的乘积。

（4）空间峰值时间峰值声强（I_{SATA}）：为标出声强中的最高数据。可达 I_{SATA} 的 300～1 000 倍。

此外，尚有空间峰值脉冲平均声强（I_{SATA}）及最大半周脉冲声强（I_{max}）等标示值。在各种声强中，多数学者认为，I_{SATA} 为生物效应的最主要指标。

2. 超声生物效应

超声波携带能量，进入人体组织后可产生三大效应，即热效应、空化效应、增流效应。

（1）热效应：超声入射至人体组织中可产热。在活体动物中，小鼠颅骨用，I_{SATA} = 1.5 mW/cm^2 照射 90 s，温升 > 5℃。在 60 例决定作人工流产的胚胎（月经龄 62～67 d）的人流术前，以 I_{SATA} = 2.5 mW/cm^2 照射小鼠颅顶骨 120 s，于颅骨板内测得平均温升 4.9℃。温度在 ≤ 2℃时，暴露时间长达 50 h，无任何生物效应出现；但温升 > 4℃，常可产生中枢神经系统的发育畸形，例如脑积水、无脑、小眼、小脑、上颌发育不良及面部裂开等畸形。

（2）空化效应：超声波为高频变化的压缩与弛张波，其压力与负压力（弛张期）呈周期性改变。在负压作用下液体可产生空化。诊断用超声在动物体内可致空化，产生空泡。超声造影剂注入静脉后，大量微气泡即进入血流。微气泡在声压作用下可产生共振及猝灭，在微小空间可致局部高温（> 1 500℃）及高压（> 数千大气压）。空气微泡在常态时可存于肺泡及肠腔中；临床冲洗、灌洗或产气菌性感染等情况下均可存在气泡。

在小鼠、猪、兔、鼠及猴的动物实验中，声压达 0.5～1 MPa 时即可发生肺组织中红细胞外渗，有学者测量 B 型诊断仪弛张期负压在 0.45～0.54 MPa。

（3）增流效应：脉冲式超声诊断仪的聚焦声强野中，可使水介质出现增流。控制声功率不变而增大振幅时，3.5 MHz 聚焦野中可增流 5 倍。通用 B 型仪其增流为 1 cm/s，Doppler 超声仪可达 14 cm/s。增流可使心肌产生收缩。有报道 Doppler 声束在水中增流速可较血液中大 100 倍。增流可使细胞膜振动。有报道在剪切力及微增流条件下，易发生血栓形成。

3. 超声生物效应的安全性

由于同一类型的超声诊断仪各生产厂设计的声强输出差别甚大，不同类型（黑/白 B 型；彩色血流成像；脉冲多普勒流速曲线）间亦存在较大差别。因而，诊断仪的声输出必须经法定机构检测，方能确定其确切声强数值。1992年前国际提出EDA 510（K）的人体应用声强标准如表1-3所示。

表1-3 超声诊断人体脏器最大声强值 [EDA 510（K）]

部位	ISPTA(mW/cm²)
心脏	430
周围血管	720
眼球	17
胎儿	94

然而，此规定未能表达超声的热效应及空化效应。1995年以后，国际上提出更新的、反映热与空化两个效应的显示参数。

（1）热指数（thermal index, TI）：指超声实际照射到某声学界面产生的温升与使界面温升1℃的比值。又分为TI_b、TI_c及TI_s三种。TI_b为经软组织至骨骼表面处的TI比值；TI_c为经颅骨至脑组织表面处的TI比值；TI_s为经一种软组织至其更深处另一软组织的界面处TI比值。通常，TI值在1.0以下认为无致伤性，但对胎儿检查应调节至0.4以下，对眼球应调至0.2以下。

（2）机械指数（mechanical index, MI）：指超声在弛张期的负压峰值（MPa数）与探头中心频率（MHz数）的平方根值的比值。通常，MI值在1.0以下认为无害，但对胎儿应调节至0.3以下；对眼球应调至0.1以下；在使用超声造影剂或体内存在其他微泡或气体情况时，MI应调至0.1或更低（0.04）。

二、人体组织超声成像

超声在人体组织中的传播，回声的强弱取决于两种介质的声阻之差、入射超声与界面的角度，并与组织成分有关。

现代超声诊断仪显示实时动态图像，二维超声显示动态切面图、M形显示实时幅度-时间曲线、频谱多普勒显示实时频移-时间曲线。

（一）二维超声成像

二维超声包括线阵、凸阵或相控阵（扇形）等为电子扫描，每秒成像30帧以上。探头发射多数扫描线，入射人体，快速扫描被检部位，每条扫描线遇不同声阻的组织界面产生反射、散射回声，由浅入深的回声按序显示在监视器上即成二维图像（图1-17）。

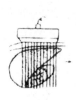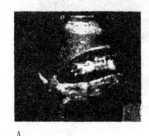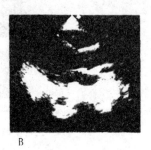

图1-17 二维超声成像示意图图

A示线阵探头发出平行扫描线，扫查右肝和肾及显示声像图；图B示扇形扫描探头发出放射状扫描线，扫查心脏及显示心脏二维图像。RL. 肝右叶；RK. 右肾；RV. 右心室；LV. 左心室；LA. 左心房；AO. 主动脉

1. 正常人体组织及脏器的结构与回声规律性

正常人体组织从声学特性上分为三类：①人体软组织的声学特性（声速、声衰减等）与水近似属一类；②骨骼；③空气。

（1）皮肤及皮下组织的回声规律：均为实性软组织，皮肤深部依次为皮下脂肪、肌肉；胸、腹部深层为胸、腹膜壁层及胸腹腔间隙；四肢及外周则深部为骨膜及骨骼。超声束在经过皮肤-皮下脂肪-肌肉－胸、腹膜壁层－胸、腹腔间隙等上述两种组织间的界面时，产生强弱不等的反射与散射，在声像图上显示界面回声，在一种组织内部根据组织声阻均匀性，决定回声的强弱。

（2）实质性组织或脏器的回声规律：实质性脏器如肝、脾、肾、甲状腺、子宫、脑等脏器，表面均有致密的结缔组织包膜，内部结构均匀一致的组织回声弱，如脑及神经组织、淋巴结等；内部结构不均匀的各有一定结构特点，如肝脏呈楔形，外有包膜，内以肝细胞为主，有汇管区，门静脉、肝静脉、肝动脉、胆管各自成树枝状有序分布；超声束经腹腔间隙－肝包膜－肝实质－肝内管道之间的各个界面反射，肝内细小结构间有散射，显示肝声像图。肾脏声像图显示低回声的肾脂肪囊，较强回声的细线状肾包膜，低回声的肾皮质、锥体，较强回声的肾盏及肾盂与肾门。横纹肌由肌纤维、肌束组成，肌束外均有肌膜包裹，形成无数声阻不同的界面，回声明显不均匀（图1-18）。

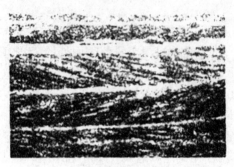

图1-18　实质性组织小腿肌肉声像图

（3）含液体脏器的回声规律：含液脏器如眼球、胆囊、膀胱、心脏、血管等，结构特点为有实性组织为壁，壁厚薄不一，正常脏器壁整齐，腔内液体各脏器密度不一，尿液密度小，依次为胆汁、眼玻璃体（1.010 g/cm³）、血液（1.055 g/cm³）。胆囊、膀胱壁，由外向内为浆膜、肌层及黏膜层，腔内为声阻均匀的胆汁、尿液。经腹超声束先经腹壁各层－肝脏前－肝后缘－胆囊前壁－胆汁－胆囊后壁，声像图上分别显示各界面回声，腔内为无回声区（图1-19）。心脏壁较厚，有特定的结构，腔内血液为较黏稠液体。超声束经前胸壁－胸腔间隙－右心室前壁（心外膜－心肌－心内膜）－血液－室间隔－血液－心后壁，各界面均有回声，血液通常为无回声，灵敏度高的仪器可显示血液中的极低回声。

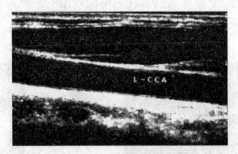

图1-19　含液脏器声像图
正常左颈总动脉（L-CCA）显示动脉壁及腔内无回声区

（4）含气脏器的回声规律：含气脏器如肺，肺表面有包膜、肺泡壁，肺泡内充气，超声束经胸壁、胸膜到达肺泡壁与气体交界处，因声阻相差悬殊，两者的声强反射系数为0.998 9，即99.89%的能量被反射，几乎无能量进入肺内。回声能量在探头－空气之间往返反射多次，反射波在组织中传播能量逐渐衰减，声像图中显示距离相等（胸壁）的多次反射，回声强度逐渐减弱（图1-20）。即超声不能穿透肺内气体，不能显示正常肺内结构及被正常肺遮盖的深部结构与病变。同理，胃、肠胀气时，超声亦无法显示胃肠深部组织。

（5）正常骨骼回声规律：正常骨由骨密质构成骨板，含钙质多，与周围肌肉声阻相差数倍，超声束经软组织－颅骨界面声强反射系数为0.32，即32%的能量被反射，二维图上显示强回声。骨板下为骨松质,由骨小梁交织排列成海绵状,超声进入骨松质后在海绵状结构中来回反射、折射,能量被吸收衰减,不能穿透骨骼(除头颅颞侧骨板最薄处外),骨骼后方无超声,称声影(图1-21)。即超声不能显示骨组织的内部结构及骨髓腔,也不能显示骨骼后方的组织或脏器。

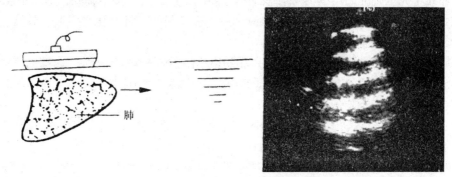

图1-20 含气脏器的超声成像图

A 为正常肺的多次反射示意图;图 B 为声像图

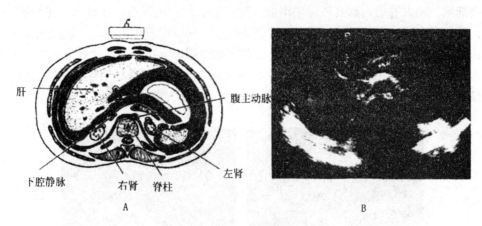

图1-21 骨骼超声成像示意图

图 A 为骨组织结构示意图;图 B 为骨回声及声影的声像
GB. 胆囊;P. 胰腺;AO. 主动脉;PV. 门静脉;S. 声影

2. 病理组织的声学特性与回声规律

病理组织的声学特性可分为液性、实质性、钙化、气体。同一疾病在病程中不同时期的声学特性可不同,回声亦不相同,但不同疾病在病程中某一时期可能出现声学特性类似的病变,如肝脓肿早期炎症为实质性占位病变表现,声像图相似,肝脓肿化脓期为肝内液性占位病变,肝癌巨块型中心可液化、坏死、出血,超声图显示亦为肝内液性占位病变。

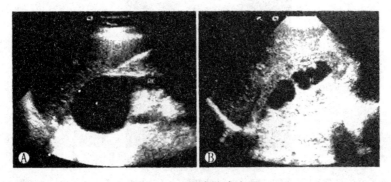

图1-22 肾液性病变图

图 A 为肾上极囊肿;图 B 为中量肾积水。RL. 肝右叶;RK. 右肾;H. 肾积水;C. 囊肿;箭头示侧壁声影

（1）液性病变：包括囊肿、积液、脓肿、液化等。单纯囊肿通常液体稀，壁薄、光滑，二维超声显示清晰无回声区，边界清楚，伴有光滑、较强线状回声，呈圆形或椭圆形（图1-22）。积液可为浆液、黏液、血性液或脓液，为清晰或不清晰的无回声区，形状与所在部位有关。脓液与坏死液化如坏死完全为无回声区，坏死不完全则无回声区内常有多少不等的低回声，边界多不整齐，形态不规则。

（2）实质性病变：实质性病变，病理上可有水肿、炎性浸润、纤维化、瘢痕、肿瘤、结石、钙化、血栓、斑块等，可以发生在各种组织或脏器内。

①水肿：局部组织或脏器水肿，声像图显示局部组织增厚或脏器各径增大，内部回声较正常部位低。

②炎性浸润：轻度或慢性炎症超声图像可无异常，急性炎症常局部肿大，炎症局限时如脓肿早期，局部回声增多、增强伴分布不均匀。

③纤维化：纤维组织较致密，含胶原较多，声阻较大，在其他组织中有纤维组织增生或局部纤维化，声像图显示局部回声增强，但无声影。

④瘢痕：为胶原纤维组织收缩成瘢痕，超声显示局部斑块状强回声。大的瘢痕后方可有声影。

⑤肿瘤：占位性病变，有良性、恶性之分，多呈圆形。良性肿瘤多有包膜，内部结构多较均匀。超声显示有线状包膜回声，表面规则，内部回声多均匀。恶性肿瘤生长快，多无包膜，向周边浸润生长，小肿瘤多为瘤细胞，稍大肿瘤内部有坏死、出血，超声显示肿瘤边界不平或有伪足样伸展，小肿瘤内部多为低回声，稍大者内部回声强弱不一。含液脏器如胆囊、膀胱壁发生肿瘤，多突向腔内（图1-23）。

⑥结石：结石以胆管系统及泌尿系统多见，多含钙盐，超声显示强回声伴后方声影（图1-24）。

⑦钙化：钙盐沉积常可见于结核病灶、风湿性瓣膜病、肿瘤内、动脉粥样硬化斑块中。声像图表现局部回声明显增强并伴后方明显声影。

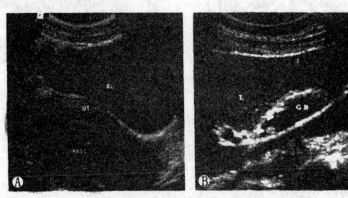

图1-23 实性肿物声像图

图A为子宫内圆形实性肿物，内部回声均匀，图中BL为膀胱，UT为子宫，Mass为肿物；

图B为胆囊内实性小突起（箭头所示），分别来自前、后壁，表面光滑。图中L为肝，GB为胆囊

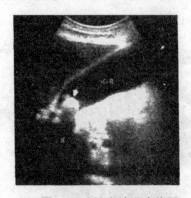

图1-24 胆囊结石声像图

胆囊（GB）颈部有一强回声团（↓），边界清楚，其旁有数个小团·伴后方声影（S）

⑧血栓：可发生在心腔及血管内，由于血栓发生时间不同，内部组成成分不一，声像图显示早期新鲜血栓为很低回声，不易发现，陈旧血栓内有纤维增生或机化，回声明显增强。

⑨斑块：发生于动脉粥样硬化的血管壁，声像图显示斑块回声强弱不一（与组成成分有关），并向腔内突起（图1-25）。

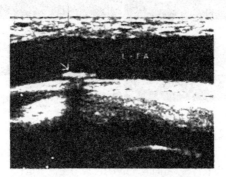

图1-25 动脉斑块声像图

左股动脉（L-FA）后壁强回声为钙化斑块，伴后方声影

（3）含气病变。

①含气脏器内病变：肺内任何病变，位于肺边缘，表面无正常肺遮盖者超声均能显示，如肺脓肿、肿瘤等。肺外病变如大量胸腔积液将肺压缩萎陷，超声可穿过少气或无气（实变）的肺组织检查病变。胃内空腹时有气体影响检查，可饮水充盈胃腔后检查观察全胃，肠管亦可充液驱气后检查，不仅可显示胃、肠壁病变，还可显示胃肠后方的胰腺、腹膜后组织及输尿管等病变。

②含气脏器穿孔、破裂胃肠穿孔，胃肠内气体逸出至腹腔，积存在腹腔的高位处，仰卧位可进入肝前间隙，左侧卧位进入肝右间隙，超声检查局部各肋间均显示气体，无肝脏回声，但在低位或改变体位后检查，肝位置正常，表明腹腔有游离气体，超声十分敏感。肺泡破裂，气体进入胸膜腔，超声无法与肺内气体回声区分。含气病变如巨结肠，肠管内充满气体，压力大，触诊似实性肿块，超声从前方（高位）或侧方检查均为强烈气体回声。

（4）骨骼病变：骨骼（除颅骨颞侧外）诊断超声无法穿透。骨折即骨组织折断即使是裂缝超声即可从裂缝中穿过，显示骨折线。骨质因病变被破坏如化脓性骨髓炎、骨肿瘤等，超声可显示病变的大小及声学性质及周围软组织受侵犯情况。

（二）M形成像

1. M形超声

以单声束经皮肤–皮下组织–胸膜腔–心包–心室壁–血液–室间隔–血液–二尖瓣–血液–心脏后壁，在两种结构界面处产生反射，自前向后形成一纵列回声点，随心脏的收缩、舒张而前后运动，此列在监视器上自左向右等速移动，使这列回声随时间展开成为曲线。

2. 正常M形曲线

正常心脏各部位结构如主动脉、心房壁、心室壁、室间隔、二/三尖瓣、主/肺动脉瓣等运动曲线各有其特点，形态、幅度、速度不同，各曲线间的距离随心脏运动时相而变化。心脏收缩期右心室前壁及室间隔向后运动，左心室后壁向前运动，上述各曲线间距离变小，舒张期则相反。正常二、三尖瓣前叶呈细线样曲线，舒张早期开放最大，形成尖峰，随心室充盈迅速后退至半关闭状态，心房收缩又略开放并迅即关闭，形成第二峰（图1-26A）。

3. 病理性曲线

各种心脏疾病受累的部位不同，风湿性心脏病常使瓣膜受损，增厚，纤维化，弹性明显减退，活动僵硬等。M形超声显示二尖瓣曲线增粗，舒张期尖峰消失呈平顶、城墙样改变（图1-26B）。心肌缺血时心室壁回声曲线幅度降低，速度下降。心脏扩大时室间隔与室壁间距离增大等。

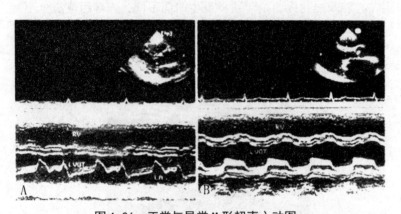

图 1-26 正常与异常 M 形超声心动图

图 A 为二尖瓣平面取样，正常 M 形曲线；图 B 为二尖瓣狭窄 M 形曲线。RV. 右心室；IVS. 室间隔；LVOT. 左心室流出道；LA. 左心房

（三）超声多普勒成像

超声多普勒接收血流中细胞的散射信号频率，减去发射波频率，获得差频（频移），显示血流（血细胞）运动速度（由频移转换成的），称速度显示，以频谱曲线（PWD、CWD，一维）或彩色多普勒血流成像（CDFI，二维）方式显示。接收血细胞散射的能量成像，显示能量多普勒成像（PDI，二维）。

1. 正常血流显示

（1）速度显示：正常心脏及动、静脉内各部位血流速度有一定测值范围。超声多普勒可显示心脏、血管内血流速度、血流方向（动脉系统为离心性、静脉系统为向心性）、血流性质（层流）。血流速度频谱曲线分析，心动周期中瞬间血流速度、加速度、减速度、血流持续时间等参数。

（2）能量显示：低速血流敏感性高，主要用于显示小血管、迂曲血管、正常脏器血管树及末梢微小血管，不能显示血流方向。

2. 病理性血流显示

（1）血流方向异常：各瓣膜口反流、先天性心内外分流及动静脉瘘、窃血（为血管闭塞致远侧血流逆向）。

（2）血流性质异常：湍流产生于血流通过异常狭窄口，如瓣口狭窄、反流、分流、血管腔狭窄，PWD 频谱曲线呈充填型，CDFI 呈多彩镶嵌。涡流产生于血管腔突然膨大的部位，如动脉瘤及假性动脉瘤等，局部血流呈旋涡状。

（3）血流速度异常：在上述反流、分流及重度狭窄部位远侧血流速显著加快。在狭窄部位近侧血流速度缓慢，静脉血栓形成的远侧血流速度极慢。频谱多普勒可显示流速高达 4～5 m/s，低至 2～3 cm/s。

（4）能量显示：可显示肿瘤内微小血管。

第二节 多普勒血流显像

自从有创伤的心血管造影技术问世以来，获取人体血流动力学信息一直要冒一定的风险，多普勒超声技术使人们第一次能够无创伤地观察心血管系统及各脏器内正在流动的血液并从中提取一些重要的血流动力学资料。从显示解剖结构的黑白超声成像技术发展到显示动态血流的频谱和彩色多普勒技术，是超声诊断乃至医学影像技术的一次革命。多普勒超声诊断技术近二十年来发展极为迅速，现已成为心血管系统疾病诊断和其他系统脏器血液循环情况观察必不可少的工具。目前，此项技术在仪器性能开发和临床应用方面正处于蓬勃发展阶段。本章重点介绍人体血流动力学基础、各种频谱和彩色多普勒技术原理及检查方法，为学习有关心脏、血管和器官血液循环等疾病的诊断打下基础。

一、人体血流动力学特性

（一）实际流体和理想流体

流体是液体和气体的统称。实际流体是指自然界中实际存在的液体或气体，人体血流动力学所研究的对象主要是血液，是实际流体的一种。实际流体既可压缩又有黏滞性，流动时，由于体积的变化和内摩擦力的存在而产生能量转化，分析起来比较复杂。理想液体是为了便于分析和理解不同实际液体的流动规律而假想的一种不可压缩、无黏性的液体模型。由于不考虑压缩和内摩擦，就不涉及液体内部机械能转化为热能的问题，所以理想液体流动时，遵守机械能守恒这一基本规律。根据这一模型得出的结论，在一定条件下，可用来近似描述某些实际液体的流动情况。

（二）液流连续性原理

1. 流量、流速和流率

流体在一段时间里流过流管横截面的体积称流量，单位时间里流过流管横截面的体积称流率，而单位时间里流过以这一横截面为底面的液柱长度为流速。

2. 液流连续性方程

质量守恒定律是自然科学的一个普遍规律，这一规律在流体动力学中的应用就是连续性方程。如果流管内有稳定流动的理想流体，任意取两个与管轴垂直的截面 S_1 和 S_2，设通过这两个截面的液流流速分别为 v_1 和 v_2，由于理想流体不可压缩，同一时间里流过这两截面的液体量即流量应相等，此为液流连续性原理，可用下面公式表示：$S_1v_1 = S_2v_2$，称为液流连续性方程。它表示在相同时间里通过流管任意横截面的流量相等或液体的流速与流管的截面积成反比。根据这一原理，当血流流经不同直径的血管时，由于流量不变，血管截面积缩小必然使流速增大；相反，血管截面积增大必然使流速减小。当血液从主动脉流向毛细血管时，由于血管总截面积越来越大，血流速度逐渐减慢；当血液由毛细血管流向腔静脉时，由于血管总截面积减小，血流速度逐渐加快，但因上、下腔静脉的截面积仍然大于主动脉，这也是静脉血流速度低于动脉血流速度的原因之一。

（三）伯努利方程和简化的伯努利方程

1. 伯努利方程

伯努利方程是理想流体作稳定流动时所遵从的基本方程，如上所述，理想流体应遵守机械能守恒定律，因此，一定质量的理想流体，在稳定流动中的动能、势能、压强能之和为一常量。即：$p_1 + 1/2 \rho v_1^2 + \rho gh_1 = p_2 + \rho v_2 + 1/2 \rho gh^2$ 或 $p + 1/2 \rho v^2 + \rho gh = C$

式中，p 为压强，也是液体处于该压强下单位体积的压强能，ρ 是液体的密度，v 为液体的流速，g 为重力加速度，h 为截面相对于选定参考面的高度，C 为常数。

2. 简化的伯努利方程

当液体在一水平流管中流动或流管的高度可忽略时，伯努利方程中的势能为零，方程式可写为：$p_1 + 1/2 \rho v_1^2 = p_2 + 1/2 \rho v_2^2$，$\triangle p = p_1 - p_2 = 1/2(v_2^2 - v_1^2)$，多普勒超声心动图学中主要用伯努利方程测定狭窄口前、后两端的压力阶差，其中包括跨瓣压差。当血流经过狭窄口时，狭窄口前的流速为 v_1，动能为 $1/2 \rho v_1^2$，压强能为 p_1，狭窄口处或狭窄口稍后的射流区血流流速为 v_2，窄口稍后的射流区流速应与狭窄口处流速相同，动能为 $1/2 \rho v_1^2$，压强能为 p_2，在此种情况下，v_1 远小于 v_2，$1/2 \rho v_1^2$ 可忽略不计，上式可简化为：$\triangle p = 1/2 \rho v_1^2$。

如果将式中的压力单位和流速单位转换成多普勒超声心动图中常用的单位 - 毫米汞柱（mmHg）和米/秒（m/s），则上式可写为：$\triangle p \approx 4v_2^2$。

在多普勒超声心动图学中将上式称为简化的伯努利方程。利用这一方程，只要测量出通过狭窄口的最大射流速度 v_2，即可迅速简便计算出狭窄口两端的压差。

这就是说，如果知道狭窄口处的射流流速（m/s），狭窄口前后的压力差（mmHg）就可以用上式求出。当然，简化的伯努利方程要在一定的条件下才能应用。

（1）v_1、v_2 必须在同一条直线上。如果流体横截面上的流速分布不一致，不同流线上的柏努利常数将不同。若所取 v_1 和 v_2 不在同一条流线上,则两点的总压强不等,则简化的伯努利方程不再成立。

(2)流体不可压缩。这一条件要求流体的体积不随压强而变化,即流体的密度应为一常数。人体血液完全符合这一条件,因此采用简化伯努利方程计算压力阶差时不会造成计算误差。

(3)流体无黏性。这一条件要求外力对流体所做的功完全转变为流体势能和动能的改变。血液是具有黏性的流体,因此不符合这一条件。近年来关于这一方面又有新的观点:①当血液流经狭窄口时,由于加速度和入口效应的作用,流速分布变为平坦形,边界层变薄,因此在狭窄口的射流区,黏性摩擦引起的剪切应力可忽略不计,射流中心可看作是无黏性的流体;②流体的黏度系数对于简化伯努利方程的准确性有明显影响;③对于膜性和局限性的狭窄病变,狭窄段长度很短,对压差的影响很小。但在狭窄段较长的管状狭窄,黏性摩擦力及其构成的压差增大,在这种情况下,简化伯努利方程可能低估实际压差;④当流体的雷诺数增大时,黏性摩擦力的作用相对减弱,而压强构成的压差相对增加。当流体的雷诺数足够大时,黏性摩擦力的影响可忽略不计;⑤当狭窄口的直径减小时,黏性摩擦力构成的压差增加。实验研究发现狭窄口直径小于 1.6 mm 时,简化伯努利方程不再适用。但临床所见的狭窄口直径均大于 1.6 mm,因此狭窄口的直径对于简化伯努利方程已无明显影响。

(4)流体为稳定流动状态。这一条件要求流体中任一点的速度和方向均不随时间而变化。由于心脏搏动的影响,心脏和大血管中的血流成非稳定流动,因此不符合这一条件。由于心动周期对血流加速度及其构成压差有一定影响,在血流加速期,由简化伯努利方程所计算的压差要低于实际压差,在血流减速期,由简化伯努利方程所计算的压差要高于实际压差,在血流速度的峰值,由简化伯努利方程所计算的压差和实际压差的关系无加速度的影响,因此如果采用简化伯努利方程计算血流加速期或减速期的压差,则将低估或高估实际压差,但如果计算峰值流速点的压差,则由于加速度和减速度构成的压差方向相反而相互抵消。

(5)狭窄口两端的流速有较大区别。简化伯努利方程忽略了狭窄口上游流速的平方 v_1^2。但是只有当狭窄口下游的流速 v_2 明显大于狭窄口前的流速 v_1 时,v_1^2 方可忽略不计。在大多数狭窄病变时,狭窄口上游的流速 v_1 一般小于 1 m/s,略去 v_1 所造成的误差小于 $4v_1^2$ 即 0.5 kPa(4 mmHg)。然而当狭窄口的血流量明显增加时,如瓣口狭窄合并反流,v_1 的数值将增大,如 v_1 为 2 m/s,略去 v_1 所导致的误差为 2.1 kPa(16 mmHg)。此时采用简化伯努利方程计算的压差都将高估实际压差,应考虑采用 △p = 4($v_2^2 - v_1^2$)公式进行计算。

在临床上应用简化的伯努利方程计算压力阶差时,必须注意上述应用这一方程的五个条件和这些条件可能造成的误差。

(四)实际流体的流动状态

实际流体的压缩性很小,可近似地看成是不可压缩的,但由于黏滞性的存在,实际流体,如血液在圆管中流动时都呈现出两种基本流动状态:层流和湍流。这两种流动状态在不同情况下可同时出现,形成复杂的组合。

1. 层流

由于黏滞性的存在,实际流体在圆直管中流动时,管内各处流体粒子的流动速度不同,各流层间将出现速度梯度。中轴线上流速最大,离开轴线,速度就开始减小,起初减小较慢,然后减小较快,管壁处流体粒子附着于其上,流速为零,形成流速逐渐减小的同心圆柱形等速度流层(图1-27上),每层的流速相等,液体的这种分层流动称片流或层流。如果我们沿管腔作一纵剖面,并将各流层前缘的最大速度点连接为一条曲线,则构成血管二维纵切平面上的流速分布轮廓线(图中虚线所示),具体的流速分布的纵切面(如图1-27下)所示。不同流速粒子在同一瞬间、同一截面上的平均速度称为空间平均速度,它实际代表血液的瞬时流速。对于处于变速运动的血流,血细胞的空间平均速度也随时间变化,某一时间内(如一个心动周期内)空间平均速度在时间上再加以平均,就得到这一时间均速度。由于多普勒超声技术所探查的只是管腔中的局部流速,因此这一流速能否代表整个管腔中的平均流速将取决于探查部位的流速分布。

2. 湍流

上述有规律的层流状态在一定的条件下可以被破坏，如流速增加到一定程度时，液流开始不稳定（图1-28从A到B）如流速进一步增加，液流进一步紊乱，层流状态破坏，出现涡漩，流体粒子的流向和流速呈随机变化，这种流动状态称湍流（图1-28从C到D）。在心血管系统中，湍流通常发生于血流从－高压腔经过－窄孔进入低压腔时，这种窄孔可以为狭窄瓣口、狭窄隔膜、反流瓣口、异常缺损或分流通道。通过狭窄缺损的血流实际上由六个区域组成：层流区、射流区、湍流区、射流旁区、边界区、再层流化区。

上述湍流区域的划分在多普勒超声心动学中具有重要意义。

（1）由于射流区域截面积最小，因此该处的血流速度最大。

（2）由于湍流通常在距离狭窄孔一定距离的部位出现，如果多普勒于狭窄未探及射流信号，很容易将湍流出现的部位误认为是血流紊乱的起源。

（3）由于再层流化区与湍流间有一定距离，在湍流下游探及的血流紊乱易被误认为是另一病变所致。

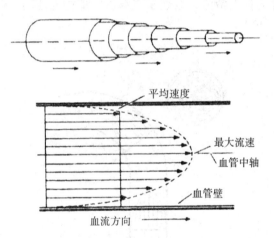

图1-27 层流状态的流体流速分布示意图

图中显示实际流体处于层流状态时的同心圆柱面等速度流层和在流管纵切面上的流速分布

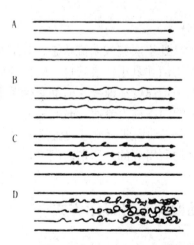

图1-28 流管中的流体从层流转为湍流状态的示意图

图中为流管纵切面图，显示流管中的实际流体从层流转为湍流状态的过程。处于层流状态的流体在一定的条件下可转为湍流，如流速增加。图中从A图到D图，随流速的增加，有规律的层流状态（A图中平滑的流线）逐渐被破坏（B图和C图），变为流体粒子随机的流动状态（D图）

（4）由于湍流的连续性效应，血流通过一个狭窄孔所形成的湍流可掩盖相邻第二个狭窄孔的血流信号。

（5）在解剖上相邻的两条血管，如果其中一条血管存在严重湍流，则可通、过振动引起另一条血管发生血流紊乱。

在不同条件下，如血流通过狭窄口进入较大的腔室时，上述两种不同的流动状态可组合形成所谓涡流、漩流等。即便是处于层流状态的血液，当其管道内径、弯曲度、分支等有改变时，其流动状态也会相应地变化，有时出现复杂的流动状态。但无论有多么复杂，它都是以简单的基本原理为基础的，只要善于应用基本原理对具体情况进行分析，都应该不难理解。例如，当层流血液从直行管道进入弯曲管道（如主动脉弓）时，首先，流体粒子在弯曲管道运动时要受到离心力的作用，离心力与速度的平方成正比，因此，管中心处的离心力最大，管壁处最小。管内这种不均匀的力的分布使管腔中心部的流体在沿管腔向前流动的同时也向管外侧壁流动（图1-18外侧壁方向），将管外侧壁血液分两路沿管壁再推向管腔中心，形成从血管横截面看上去的双环流（图中左上方为弯管处的横切面所显示的双环流），这种流动称二次流，它叠加到整体向前的液流，改变了在直管中那种等速同心圆柱形层流状态，而变成双螺旋线式向前流动的状态（图1-29）。

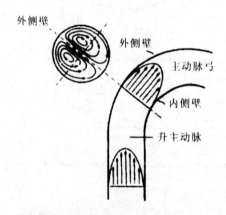

图1-29　弯曲管道内流体流速分布示意图

处于层流状态的实际流体在进入弯曲管道后所表现的二次流，从整体看是以双螺旋线的路径向前运动的

（五）实际流体的流速和速度时间积分

如上所述，无论实际流体（如血液）是处于层流或湍流状态，其细胞的瞬时速度都不相同，这样，管腔横截面上所有红细胞的瞬时速度的平均值才真正代表着这一时刻的血流速度，称为空间平均速度，人体内的血流大多是脉动的，因此，空间平均速度在速度-时间坐标图上是一条随时间变化的曲线。这条曲线在一个心动周期中与时间轴所围成的面积称为流速-时间积分（velocity-time integral，VTI）。它实际上代表以观察处血管截面为底面的一个心动周期所流过的血柱长度（m或cm）。将某一段时间内，如一个心动周期里的空间平均速度加以平均所得到的是所谓时间平均速度，它是空间平均速度的时间平均值。

二、多普勒技术原理与多普勒血流信号显示方式

（一）多普勒效应

1. 概念

波源的视在频率受波源与接收器之间相对运动的影响，如果两者的距离不随时间而改变，视在频率与波源频率相等，如果随时间而变短，接收器接收到的频率升高，反之则相反，此现象即称为多普勒效应。所谓视在频率是指接收器所接受到的频率。这种频率的变化或波源频率与视在频率的差值称多普勒频移。

多普勒效应首先于1842年由奥地利物理学家多普勒描述，故此而名。他在观察星球运动的光谱变

化时发现朝向地球运动的星球光谱向紫侧移位，表明其频率升高，背离地球运动的星球光谱向红侧移位，简称红移，表明其频率降低。宇宙中所有的星系（指河外星系）相对于我们都有红移现象，而且，离我们越远的红移越明显，这说明各星系之间在做远离运动，整个宇宙正在膨胀。这一由多普勒效应得出的推论乃是关于宇宙诞生的大爆炸理论的基本依据之一。多普勒效应不仅可见于像光波这样的可在真空中传播的电磁波，也见于各种形式的必须通过介质传播的机械波。

2. 多普勒方程

波源与接收器之间的相对运动速度 v 和多普勒频移 f_d 之间的定量关系可从不同的角度来理解，用不同的方法推导。图 1-30 可用来帮助我们理解这种定量关系。其中，上图表示当波源相对于某一参照物（如一地面）不动时，我们从地面观察由波源向右发出的波，假定波源的频率为 f_0，则：$f_0 = c/\lambda$（3-1），其中 c 为波速，λ 为波长。

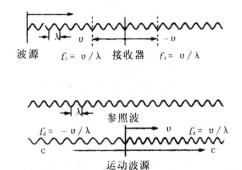

图 1-30　波源与接收器之间的相对运动速度 v 和多普勒频移 f0 之间的定量关系示意图

上图为波源相对于地面静止，当接收器静止、向左或向右方以速度 v 运动时，多普勒频移 f_d 与接收器运动速度 v 之间的定量关系。下图为波源相对于地面运动，接收器在波源的左侧或右侧时所观察的频移情况。其中，参照波为假想的位于地面的与运动波源的振频和振幅相同的波源产生的波形

这也就是说，如果接收器处于静止状态（图 1-30），它所观察到的波频率（即视在频率）为单位时间（每秒）它所记录到的波周数（c/λ），为 f_0 即多普勒频移为零。当接收器朝向波源运动时（如图中从接收器向左的箭头所示），由于它单位时间所收到的波周数较它处于静止状态时有所增加，它所接收到的波频率显然是增加的，并且这个增加应等于接收器在单位时间内所接收的波周数的增加，如果接收器的速度为 v，它所接收到的频率的增加（f_d）就等于它单位时间逆着波的传播方向走过的距离（即速度 v）除以波长（λ），如果它单位时间扫过了三个波（如图所示），它比静止时所接收到的频率增加（即 f_d）就等于 3 Hz，就是说：$f_d = v/\lambda$（3-2），当接收器背离波源运动时（图中指向右侧的箭头，-v），接收器与波的传播方向相同，接收器单位时间接收到的波数相对于静止时减少了（如图所示），f_d 的减少同样等于接收器在单位时间内经过的波周数，式 3-2 仍适用。

当波源相对于参照物（如地面）运动，接收器不动时，为便于理解，我们设有两个在同一地点的上述波源，其中一个相对于地面静止，作为参照波（见图 1-4 下），当波源向右侧运动时，由于波的传播速度不变，也就是当一个波发出后，尽管波源运动，此波向右的传播速度仍为 c，又由于波源也向右运动，它发出的第 2 个波与前一个波的距离就变小，也就是地面观察者看到的波的密度，即频率增加，通过与参照波源的对比可以看出，波频率的增加量应等于运动波源在单位时间内所扫过的参照波的波周数，当以 v 向右运动的波源单位时间扫过 3 个参照波周时（如图所示），视在频率即增加 3 Hz，因此，接收器接收到的频率增加量仍同式 3-2。同样，当这个波源背离观察者或接收器运动时（如图中运动波源的左侧），波密度降低，接收器接收到的波频率减小，f_d 的大小也同式 3-2。因式 3-1 和式 3-2 用同一波长 λ 作为参照，故：$c/f_0 = v/f_d$，$f_d = f_0 v/c$，当观察的方向（即，声束方向）与运动方向（即血流方向）有夹角 θ 时，波源与接收器之间的实际速度需要用 cos θ 校正，故：$f_d = f_0 v \cos\theta /c$（3-3）。此式仅适用于波源发射、接收器接收的情况，如从地球上观察运动星球的光波。上式是多普勒方程的一种形

式，它与多普勒超声血流测定技术中的情况不完全相同。

（二）血细胞的反向超声散射和多普勒血流信号

1. 反向散射

超声在传播过程中如果遇到的反射物体的大小等于或小于超声波长时，一部分超声能量将绕过这一物体继续向前传播，此现象称衍射，另一部分超声能量则以这一物体为中心向空间各个方向发出超声能量，此现象称散射，产生散射的物体称为散射体。这样，单一方向上散射回来的超声能量会非常弱，如血细胞散射回超声探头的能量只是它向各个方向上散射能量中的很小一部分，由于它朝向探头传播，与探头发射超声波的方向相反，称反向散射、背向散射或后向散射。与影像超声心动图学不同，多普勒超声诊断学研究的就是这些来自血细胞的微弱的反向散射波中所含的多普勒频移信号或能量信号。

2. 多普勒血流频移信号

血细胞就是血液中的散射体，它们随血流一起运动，所以它的运动速度代表着血流的流速，分析血细胞反向散射波中所含的多普勒频移信号实际上就是分析血流速度和血细胞运动状态。因此，当用多普勒效应原理来测定血流速度时，实际上是通过测定血细胞的多普勒频移，利用多普勒方程计算出血细胞的运动速度。用于测定血流多普勒频移的方程与上述多普勒方程不同，因为超声探头既是波源又是接收器，而血细胞作为散射体先接收来自探头的超声波，如果血细胞相对于探头运动的速度为v，血细胞接收到的波频率将按式3-2改变一个f_d探头在发射一个超声脉冲后转为接收状态，它接收到的是一个运动的波源所散射地改变了一个f_d的超声信号，同样因为它们之间存在相对运动，探头接收到的波频率将又按式3-2改变一个f_d式3-3在此情况下应改变两个f_d，所以，测定血细胞频移的多普勒方程为：$f_d = 2f_d v\cos\theta /c$（3-4），实际上，血细胞的多普勒频移$f_d$可由多普勒超声诊断仪测得，血流速度是我们想要测量的参数，因此，式3-4可改写成：$v = f_d c/2f_0\cos\theta$（3-5）。

血细胞朝探头方向散射的超声波（反向散射）中含有多普勒频移信号，利用上述多普勒方程和不同的频率分析方法即可提取有关血流信息，并可用不同的方式显示血流方向、速度、加速度、血流状态、血流的平面及空间分布状况。

3. 多普勒血流能量信号

除上述频移信号外，血细胞散射信号还含有功率或能量信息，它也可以用来显示血流情况，它所显示的血流图称为彩色多普勒能量图（详见后述）。

（三）多普勒信号的显示方式

我们知道每立方毫米血中的血细胞数以百万计，血液为一种实际流体，从上节讨论可推想，有黏滞性的血液在几何形状不规则的心血管系统内流动，其血细胞的运动应是复杂的。在现代多普勒超声诊断技术发展的水平上，这些反向散射波里所含的频率和功率信息可以用不同的方法显示并可以二维声像图为背景，显示一个感兴趣点或线上的血流速度频谱（一维多普勒技术或称频谱多普勒技术），也可以用二维声像图结合彩色血流切面成像的方式显示心腔或血管内血细胞速度分布情况（二维多普勒技术或称彩色多普勒血流显像）。因为不同的显示方法涉及不同的原理和技术，我们将分别讨论各种常用技术方法。

三、超声多普勒技术分类

（一）脉冲波多普勒技术

1. 基本原理

脉冲波多普勒又称脉冲式多普勒，是最常用的一种频谱多普勒技术。它与超声成像技术相似，探头是作为声源先发出超声脉冲，然后转为接收状态；与超声成像不同之处是它在选择性的时间延迟后才接收一定时间范围的回声信号，它所分析的是血细胞散射信号的频移成分，并以灰阶的方式显示出来，在时间轴（横轴）上加以展开，以观察这种频谱与时间的变化关系，此点又与M型超声心动图相似。所谓的时间延迟实际上就是感兴趣区域的深度，我们称为取样点或取样容积。

2. 取样容积

取样容积是一个三维的体积，其宽度和高度等于探查区域超声束截面的宽度和高度，其长度等于脉冲群的长度，即脉冲波的波长和脉冲波数目的乘积。在大多数仪器中，取样容积的宽度和高度是不可调的，但通过调节发射脉冲波的数目，可达到调节取样容积长度以改变取样范围的目的。从理论上讲，最短的取样容积应为一个超声周期长度，但实际上，电压晶体在短暂的激励后需要大约3个周期才能达到共振，另外需要2个周期产生衰减性自由振荡，这样，尽管激励晶片的高频电压可以是等幅的电振荡，探头晶片实际上所输出的超声振动波的包络线却呈泪点形，通过改变加在晶片上的电压的时间可以调节取样容积的长度，多数仪器可调范围为 1～10 mm。

3. 取样频率和取样定理

脉冲波多普勒探头在发出一个脉冲之后，要在接收到这个脉冲从探查深度产生的散射信号后，才能发射第二个脉冲，这样，由于超声在组织里传播速度有限，单位时间内可发射的脉冲数即脉冲重复频率（pulse repetition frequency，PRF）就会受到探查深度的限制。因为每收到一个散射信号就相当于对我们所感兴趣的深度取了一次样，我们又称脉冲重复频率为取样频率。对于一个周期性变化的量，取样频率必须大于多普勒频移（f_d）的2倍，才能够准确显示频移的方向和大小，否则就会出现频率失真，此为取样定理。即：$f_d < 1/2 PRF$，式中，1/2PRF 称为尼奎斯特频率极限，如果多普勒频移值超过这一极限，脉冲波多普勒所检出的频移改变就会出现频率失真，也就是出现大小和方向的伪差。要注意脉冲波多普勒所发射的每一个脉冲内可以包含几个探头晶片的振动波（即探头工作频率或发射频率），所以脉冲频率就是探头工作频率，而脉冲重复频率则是探头每秒钟所发射的脉冲个数。

4. 主要优缺点

（1）优点：参照二维声像图可精确定位所要探查的区域。

（2）缺点：最大可测血流速度受取样频率限制。

5. 影响脉冲波多普勒最大可测血流速度的因素

对同样的红细胞运动速度，探头工作频率越高，散射回的频移频率也就越大，从取样定理可以看出，它的最大可测血流速度就越小。在探头工作频率相同时，取样频率主要受探查深度的限制，探查深度越大，取样频率就越小，最大可测血流速度就越小。测量深度、脉冲重复频率和最大可测血流速度之间的关系可见表1-4所示。

表1-4　测量深度、脉冲重复频率和最大可测血流速度之间的关系

取样深度 (cm)	脉冲重复频率 (次/s)	4种不同发射频率时的最大可测血流速度 (m/s)			
		2.0 MHz	3.0 MHz	4.0 MHz	5.0 MHz
5	15 625	3.00	2.00	1.50	1.20
10	7 812	1.50	1.00	0.75	0.60
15	5 208	1.00	0.67	0.50	0.40
20	3 906	0.75	0.50	0.38	0.30

6. 增加脉冲波多普勒最大可测速度的方法

（1）减小取样深度：在检查高速血流时，应尽量选取距取样点较近的超声窗口，以减小探查深度。如上表所示，对同样工作频率的探头如 3.0 MHz，当探查深度为 5 cm 和 20 cm 时，其最大可测血流速度分别为 2.0 m/s 和 0.50 m/s。

（2）选择低频探头：对给定的取样深度，探头频率越低，最大可测血流速度越高。从上表可见，如探查深度为 10 cm 时，探头频率为 2.0 MHz 和 5.0 MHz 时，其最大可测血流速度分别为 1.5 m/s 和 0.6 m/s。

（3）增大 θ 角：从式3-5可以看出，θ 角越大，频移值越小，相应的最大可测血流速度就越大。在增加 θ 角的同时，仪器对 θ 角进行矫正，相应地增加了纵轴方向上速度的量程（速度刻度范围加大），因此增大 θ 角就增加了最大可测血流速度。虽然这会一定程度地影响血流速度测量的精确度，但从理论上讲，仍能真实地反映血流速度的大小。

（4）移动基线：如上所述，如果基线位于频谱的中央，脉冲式多普勒所测量的正向和负向血流速度受尼奎斯特频率极限的限制；如果基线调到频谱图的最高或最低位置，可使流速测量范围较中间位置增大1倍。

（二）连续波多普勒技术

1. 主要优缺点

（1）优点：连续波多普勒最大可测血流速度虽然在10 m/s内，但在人体内的最大血流速度不可能达到这一数值，因此，可以认为连续波多普勒最大可测血流速度是不受限制的。这是它的最大优点。在临床工作实践中，这对定量分析狭窄处血流、反流、分流的流速和压力阶差等非常有价值。

（2）缺点：连续波多普勒所采集的回声信息是超声束照射路径上所有血细胞的散射回声信号，因此无法确定声束内回声信号的深度来源，不能进行定位，也就是说连续波多普勒的主要缺点是无深度分辨力。但这种高速血流总发生于病变部位，借助二维声像图判定最高血流速度发生部位应该没有问题，这样就弥补了连续波多普勒的这一缺点。

2. 应用范围

连续波多普勒主要用于高速血流定量分析。通过确定狭窄口处的血流速度，分析狭窄口两端的压力阶差，从而判断狭窄的严重程度，或利用液流连续性方程，计算狭窄口处的面积；通过测定反流瓣口的最大血流速度，如三尖瓣反流速度，可测定跨瓣压力阶差，估计肺动脉压力；同样，通过测定分流口处的血流速度，估计分流两侧腔室之间的压力阶差。

（三）高脉冲重复频率多普勒

1. 主要优缺点

高脉冲重复频率多普勒实际上是介于脉冲波多普勒和连续波多普勒之间的一种技术，它测量的最大血流速度比脉冲波多普勒扩大了3倍，明显提高了它的量程，但对深部较高速的血流仍嫌不够。它对异常血流定位的准确性又不如脉冲波多普勒。另外，它的频谱质量也较脉冲波多普勒者为差。

2. 应用范围

高脉冲重复频率多普勒主要用于血流速度较高的正常或轻度病理情况，在现代新型的多普勒超声仪器中，实际上只要根据需要增加多普勒血流速度的量程，仪器本身可自动地由脉冲波多普勒方式转换成高脉冲重复频率多普勒方式，以满足量程增加的需要。但与连续波多普勒之间的转换需要手动进行。

（四）彩色多普勒血流显像

彩色多普勒血流显像（color Doppler flow imaging，CDFI），又称彩色多普勒或彩色血流成像（color flow mapping，CF-M），是一种对心血管三维血流实体的切面（二维）血流成像技术。它是以显示解剖结构的二维声像图为背景，对感兴趣的血流区域进行实时的多点取样，用自相关技术作信号处理，然后进行彩色编码，用红和蓝两种颜色、亮度和附加绿色斑点的亮度来分别表示血流的方向、速度和血流状态的技术。因此，彩色多普勒血流显像所提供的是一幅既有解剖结构的实时切面声像，又有动态变化的彩色血流多普勒声像的结合。它是继心导管技术以来心血管病检查技术的一项重大进步，称为无创伤性心血管造影。同时，也为无创伤的器官血流灌注检查揭开了新篇章。

1. 彩色多普勒血流显像的优缺点

（1）优点。

①与连续波和脉冲波多普勒不同，二维彩色多普勒血流显像能在切面上实时显示心血管内的血流方向、流速和血流状态等重要血流信息，可明确分流和反流的起源、部位、方向和性质，并提供狭窄病变部位的血流速度分布情况。

②二维彩色多普勒可以快速、及时确定异常血流出现时间，全面显示各部位的血流情况，提高诊断正确率。

③M型彩色多普勒超声可观察异常血流出现的时相，持续时间长短，对探查室间隔缺损的双向分流等具有重要价值。

④二维彩色多普勒还可与其他技术如经食管超声探头等相结合，获取更多更清晰的血流图像及信息。

⑤纠正血流会聚法，还可以对狭窄处血流进行定量或半定量分析。

（2）缺点。

①显示高速血流时出现混叠现象：彩色多普勒在本质上属于脉冲式多普勒，显示血流速度范围受尼奎斯特频率极限的限制。在显示高速血流时，可出现频率失真。

②二维图像质量下降：为了获得较大范围的彩色血流显示，每秒帧数必须减少，使实时程度下降；而如果为提高帧数而缩小扫描角度，可影响整体结构和血流状况的判断，在彩色多普勒清晰显示时，二维图像质量则往往减低，因此，不能同时兼顾。

③仪器性能影响血流显像的质量同一仪器检测同一血流，使用仪器条件不同，显示效果也不同；不同仪器间的技术条件的差别，也使同一血流在不同仪器中得到不同的显示。

2. 彩色多普勒超声血流成像系统的应用范围

现代彩色多普勒血流成像系统通常同时配有 M 型、二维声像、脉冲波多普勒、高脉冲重复频率多普勒、连续波多普勒和彩色多普勒等方式。

（1）M 型超声：主要用于心血管的检查，可测量房室腔及血管内径、室壁厚度、瓣膜形态及活动情况等。

（2）二维超声成像：可用于心血管、腹部等切面影像检查。

（3）脉冲波多普勒：可用于记录血管及心脏各瓣膜口等处的血流速度频谱，并进行频谱分析和血流速度定量研究。

（4）连续波多普勒：主要用于评价狭窄口、反流口及分流口的血流速度，并据此估算压力阶差。

（5）彩色血流多普勒：可进行反流、分流和狭窄口的血流显像研究。

（五）功率型彩色血流成像

功率型彩色血流成像（power color flow mapping，powerCFM）有多种不同名称，如彩色多普勒能量图（color Doppler energy，CDE）、振幅超声血管造影（amplitude ultrasonic angiography，AUA）、能量多普勒超声（power Doppler ultrasonography，PD–US）、能量彩色血流成像（power color flow imaging，PCFI）等。

从原理上看，功率型彩色血流成像与彩色多普勒血流成像的不同点，主要在于彩色编码所取的参数，前者取平均功率（血细胞散射信号振幅的平方），而后者取平均速度（频率）。CDE 是利用血流中红细胞的密度、散射强度或能量分布，亦即单位面积下红细胞通过的数量以及信号振幅的大小进行成像，故 CDE 所显示的参数不是速度而是血流中与散射体相对应的能量信号。但方向性能量（功率）多普勒彩色编码所取的参数既有功率成分，又包含频率信息，因而具有方向性。在此重点讨论功率型彩色血流成像。

1. 主要优缺点

（1）优点。

①无彩色混叠现象：在彩色多普勒血流成像中，当所测血流速度超过 Nyquist 频率限制时，血流会出现彩色翻转，即混叠，而功率型彩色血流成像是利用多普勒信号的功率进行编码的，显示的是能量参数，它不受血流速度的影响，因而不会出现彩色混叠现象。

②非角度依赖性：彩色多普勒血流成像的成像参数是平均速度和加速度，均具有方向性，当多普勒角度发生变化时，频谱将随之变化。而功率型彩色血流成像的参数为功率（或能量），能量大小不受角度的影响，即使与声束垂直的血流信号也可显示，因而功率型彩色血流成像显示的血流信号丰富，显示血管的连续性好，能显示完整的血管网或血管树，特别是对微小血管或迂曲血管的显示效果明显。

③血流显示灵敏度高，范围广：由于功率型彩色血流成像无彩色混叠现象，因而可显示较大速度范围内的血流信号，又因其不受探测角度的影响，且不随心率而产生脉动性变化，对血流显示的灵敏度高，有利于末梢血流、低速血流的显示。

④可以显示平均速度为零的灌注区：高灌注区的组织一般含有丰富的毛细血管，血管中的红细胞运动方向各异。该区域的平均血流速度测值可能为零，CDFI 不能显示该区的血流，但是由于功率多普勒的能量肯定不为零，CDE 可清晰显示其血流。CDE 的这一优势在显示肾脏灌注和心肌灌注方面具有较高

的临床应用价值。

（2）缺点：由于功率型彩色血流成像彩色编码所取参数为能量，因而不能显示血流速度、方向和血流状态（方向性能量多普勒除外）；再者由于其显示信号范围广，较彩色多普勒血流成像更易产生由于组织运动引起的闪烁伪像，对深部及图像质量差者的血流信号仍然不易显示。随着技术的不断改进，方向性能量多普勒及其与谐波多普勒技术、血管三维成像技术等的结合，克服了其某些不足，应用前景将十分广阔。

2. 应用范围

（1）实质性脏器血流灌注显示：功率型彩色血流成像可显示普通彩色多普勒血流成像难以显示的肾皮质内小叶间动脉，因而可以评价肾脏坏死及肾移植后肾皮质血流灌注情况。它也同样可用于脾脏、睾丸、甲状腺、骨骼肌等的血流灌注显示。

（2）肿瘤血管的检测：在肿瘤血管的显示中，功率型彩色血流成像较彩色多普勒血流成像有明显的优越性，它所显示的血管长、分支多，血管树相对完整，连续性好，易获取理想图像，对肿瘤血供研究很有意义。如与超声造影剂结合，其肿瘤血管显示更加丰富。

（3）炎性组织的血流检测：急性胆囊炎、肝脓肿及软组织充血等可显示丰富的血流信号，而且可对其疗效进行动态观察。

（4）对血管病变的检测；了解有无狭窄或腔内栓塞。CDE对颅内血管和外周血管检测敏感度明显优于CDFI。能清晰显示较长的血管轮廓，便于观察血管腔内或腔外病变情况，明确血管狭窄或阻塞的原因。

（5）其他：如卵巢内血管、子宫螺旋动脉及妊娠期高血压疾病患者胎盘异常血管的显示等，功率型彩色血流成像均能显示出优越性。此外，它更适于血管的三维重建，较造影增强彩色多普勒血流成像更有效。

（六）多普勒组织显像

多普勒组织显像（Doppler tissue image，DTI）是1992年由美国密执安大学医学中心和美国Acuson公司合作研发的一项全新的多普勒超声诊断技术，最初主要应用于超声心动图药物负荷试验，以期简便、快捷地判定室壁节段性运动异常的部位、范围和程度。

DTI技术的基本原理关键是采用了低通滤波器并确定适当的频率阈值。彩色多普勒血流图通过高通滤波器检测血流反射回来的高频低振幅频移信号，同时滤除心脏结构反射回来的低频高振幅频移信号，从而实现血流的检测。DTI采用的低通滤波器专门检测心脏室壁反射回来的低频高振幅频移信号，同时滤除心血管内血流反射回来的高频低振幅频移信号，对代表心肌运动的多普勒频移信息进行彩色编码，朝向探头运动的心肌被编码成暖色，运动速度由低到高依次被编码成红色、橙色和白色；背离探头运动的心肌被编码成冷色，由低到高依次被编码成蓝色、浅蓝色和白色，无色表示心肌无运动。对负荷超声心动图和心肌灌注超声造影研究帮助很大。

1. DTI的彩色编码原则

（1）速度模式：为双向编码，可依据颜色的不同确定速度的方向，同时以色差的不同区别速度的大小，其显示的速度范围为±0.03~0.21 m/s。

（2）加速度模式：有无方向性编码和双向编码的特点。其中无方向性编码仅表示加速度的变化值，而无加速度方向改变的信息。两种编码均可显示室壁局部心肌的加速度变化。

（3）能量模式：均为无方向性编码，仅表示室壁心肌的彩色多普勒信号强度。

2. 应用范围

（1）室性心律失常异位起搏点：通过DTI加速度模式观察室壁心肌在窦性心律失常时加速度改变的起始点和传导顺序，与正常心动周期进行比较，可以间接反映窦性心律失常的异位起搏点位置。

（2）检测预激综合征旁道：显性预激综合征通过旁道提前激动室壁心肌，其加速度改变的起始点和传导顺序与正常人有明显不同。DTI加速度模式可以准确显示预激综合征室壁异常加速度改变的起始点，从而确定旁道的位置。

（3）引导射频消融术：射频消融术治疗预激综合征和顽固性室性心律失常，具有确切和肯定的疗效。DTI加速度模式在标测旁道和异位起搏点的同时，可引导射频消融导管的电极放置进行射频消融，从而提高射频消融的效率，缩短手术时间。

（4）评价起搏器电极的起搏效果：DTI加速度模式可以准确评价右室起搏电极的起搏效果。有效的起搏信号可以引起起搏电极周边室壁心肌的加速度改变，并形成加速度在室壁心肌中的传导过程。起搏信号的强弱造成加速度改变值的不同，无效的起搏信号则不能导致电极周边室壁心肌的加速度改变，并引起随后的传导过程。

（5）评价缺血心肌的活性：不同程度的心肌缺血可导致缺血局部心肌运动加速度方向和值的不同变化。DTI加速度模式通过半定量方法确定加速度的变化和方向，从而有助于对心肌缺血程度和心肌活性的评价。

3. DTI检查的影响因素

（1）超声束和室壁运动方向上的夹角：DTI成像技术与彩色多普勒血流显像相似，也要求扫查声束与室壁运动方向尽可能保持一致。心尖长轴切面左室壁各节段的运动方向与声束均接近垂直，此时DTI测量室壁运动速度存在较大误差。

（2）心脏本身运动的影响：心脏本身的运动对DTI检查结果分析也有一定影响。例如收缩期时整个心脏会向前运动，此时如果某些心肌纤维运动速度方向恰好与心脏整体运动方向相反时，DTI所测的速度值偏小。

（3）呼吸运动的影响：呼吸运动一方面可使探头与心脏的相对位置发生改变，另一方面呼吸运动还会使心脏移位，从而影响DTI测量的精确性。

（4）增益的影响：调节系统增益可使心内膜、心外膜、心肌的彩色编码发生变化。增益设置最低时，心内膜、心外膜边缘以及心内膜与心肌的边界显示清楚，但心肌却得不到相应的彩色编码；增益设置过大时，整个心脏会被彩色光点充填。DTI检查过程中应将增益调整至最佳状态并保持不变。

4. 不足之处

DTI技术的基础仍是多普勒原理，故存在着与多普勒血流显像相似的局限性。图像的帧频是影响DTI加速度模式观察的最主要因素。过低的帧频可遗漏快速变化的加速度变化起始点和某些传导过程。因此提高图像采集的帧频有助于提高诊断的准确性。心脏不同结构之间以及室壁不同层次心肌运动的作用均可造成其他伪像。DTI加速度模式不能检测隐匿性预激综合征中的房室结双径路；室性心律失常亦可干扰异位起搏点的观察。同时图像质量、声束与被检结构表面夹角亦是影响观察结果的固有因素。

（七）伪彩

伪彩（又称"B彩"）是一种将黑白图形或图像显示方式转变为彩色显示的方式，原则上可用于所有灰阶显示的超声图形或图像中，如二维、M型、频谱多普勒等。它先将回声幅度（黑白显示为灰阶）划分为许多彩色域，然后采用伪彩编码的方法将灰阶显示变换为彩色显示，使黑白图形或图像变成彩色，由于人眼对灰阶等级的分辨不甚敏感，黑白图形或图像转换为彩色后可增强人眼对不同回声强度的敏感度，从主观上增加了显示信号的动态范围，增强图像边界的可识别程度。这种方法本身只是改变了回波信号的显示方法，是对回波信号进行的一种后处理，它并没有从人体组织器官中提取更多的可供我们分析的信息。它与上述彩色多普勒血流显像（彩超）不同，不属于多普勒超声范围，但却普遍用于除彩色多普勒血流显像以外的所有灰阶显示中。

（八）多普勒技术的比较

多普勒超声技术目前可分为脉冲波多普勒、连续波多普勒、高脉冲重复频率多普勒、彩色多普勒及能量多普勒、组织多普勒等。脉冲波多普勒具有距离选通能力，适于对血流进行定位探查，但不能用于高速血流的定量分析。连续波多普勒则具有测量高速血流的能力，可用于多种病变的血流动力学定量分析，但却不能进行定位诊断。高脉冲重复频率多普勒介于这两者之间，虽能测量较高速血流，但最大可测血流速度仍不及连续波多普勒，定位诊断又不及脉冲波多普勒。彩色多普勒可实时显示血流信号的空间分布情况，但与脉冲波多普勒相似，当流速超过尼奎斯特频率极限时发生频率失真，在许多情况下不能用于血流动力学的定量分析。能量多普勒则有功率型彩色血流成像和方向性能量多普勒之别，前者不显示血流方向信息，但灵敏度高，主要用于观察脏器组织血流灌注，两者均无角度依赖性，可显示的血流速度范围广，血管连续性好，尤其对末梢及低速血流的显示优于彩色多普勒的其他显示方式。组织多普勒则将心肌运动产生的低频多普勒频移用彩色编码或频谱实时显示出来，有效反映心肌运动的方向和速度，为心脏生理病理学和临床研究提供了一个新方法。

第二章 超声诊断的检查方法

第一节 二维超声

二维（B型）超声是目前超声诊断的基本技术，也是主要的显像技术。现有的M型、D（Doppler）型超声，均在二维图像的基础上取样显示，或与二维超声相结合叠加显示。

一、应用范围

主要用于检测全身各部位、各系统软组织及软组织脏器及其疾病。目前诊断常用超声频率为2～10MHz，不能穿透骨骼（除颅骨颞侧外）及气体。因此，含气脏器如肺、胃肠、被含气脏器所覆盖的部位以及骨骼深部的脏器，超声不能显示，检查时必须避开骨骼。胃肠注水驱气可显示其后方的器官。病理性骨质破坏（如骨瘤、骨折）、含气脏器内气体明显减少（如肺萎陷、实变）时超声可以显像。

二、检查方法

（一）原则

（1）检查某脏器必需全面扫查，显示各个部位，无遗漏。

（2）各脏器有标准常规切面（纵切、横切、冠状切或斜切），并严格规定测量的标准切面（获取该切面的部位及显示结构）。

（二）检查部位

检查何种脏器或病变，通常超声探头应放置在被检查脏器解剖部位的体表，与目标距离最近处。小器官和（或）声窗好的脏器，可在原部位侧动探头，改变扫查方向，获取切面图；因为二维超声声束与被查界面垂直时得到的回声最强，失真最小；与声束平行的结构回声弱，失真较大。为了更好地显示脏器内不同结构，需更换检查部位。较大的、受骨骼或气体遮盖的脏器，需用多个部位检查，因为①避开骨与气的干扰；②从不同方向向同一区域扫查，获得不同方位的二维图像，构成三维空间概念；并有助于鉴别伪像。

（三）检查前准备

B超检查前通常不需特殊准备。以下部位检查时，需嘱患者做如下准备。

1. 空腹检查

凡检查胆囊、胃及胰腺者，于检查前一天晚餐不进油性食物，当天早上不进食；准备饮用水400～800mL，检查时按医嘱饮用。幽门梗阻者检查前应抽去胃内潴留液体。

2. 充盈膀胱检查

膀胱及盆腔脏器检查如子宫、卵巢、前列腺等均需充盈膀胱；应嘱患者晨起排尿后饮水400～500mL，检查前不排尿。

3. 体位

被检查者的体位，根据被检测脏器及部位而定，通常采用仰卧位、左右侧卧位，必要时可配合俯卧位、坐位、站立位等。

4. 常用切面及图像方位

（1）（矢状）切面：通常指人体纵切面，探头置于前腹或背侧，声束与前后方向垂直，扫描平面沿人体长轴展开，显示图像的上方代表近探头侧，下方为远离探头侧，右、左分别代表人体的头、足侧。若做脏器纵切面应予注明，脏器的长轴与人体长轴不一致。

（2）横（水平）切面：探头置于前腹或背侧，声束与人体前后方向垂直，扫描水平垂直于人体长轴，图像的上、下代表与探头所在部位的近、远侧；左、右代表人体的右、左侧。

（3）冠状切面：探头置于人体左、右侧，声束垂直于左右方向，扫描方向与人体长轴平行；图像的上、下方分别代表背离探头的近、远侧；左、右代表人体的头、足侧。

（4）任意切面：根据需要，可做斜切（左上至右下或右上至左下）如沿肋间扫查。

三、观察测量内容

（1）大小、深度：脏器或病变的大小（各径线或面积）测定，与体表距离等。

（2）形态与边界轮廓：正常脏器有一定的外形，有明确的边界回声，轮廓整齐光滑。病变脏器外形常局部肿大，突出变形；纤细的边界回声，常提示有包膜存在；边界不整齐，凹凸不平或伪足状，无明确边界回声，多提示恶性病变。

（3）内部回声：脏器或病变内部回声特点，包括有无回声，回声强弱、粗细，分布是否均匀，据此可以区别物理性质，囊性（壁厚薄、是否整齐光滑，内部有无分隔及乳头状突起，囊内液体的稀稠等）、实质性（内部密度是否均匀）及含气体。

（4）后方回声：增强、减弱或无回声（声影）。

（5）位置及与周围器官的关系：脏器下垂或移位，病变在脏器内的具体位置；病变与周围器官的关系，如周围的血管移位（抬高、弯曲等）、受压或侵入血管等。

（6）观察脏器的活动及功能：呼吸、心律、胃肠、胆囊、膀胱等运动各有一定规律，反映各该脏器的功能；如呼吸的节律、运动幅度，心律是否整齐、心室壁收缩幅度减低或增强；胃肠蠕动消失、减弱、亢进；餐后胆囊缩小程度；膀胱充盈与排空等。

第二节　M型超声

M型超声诊断仪（简称M超）是在A超基础上发展起来的，适用于观察心脏的运动状况，又有超声心动仪之称。

M超的探头和发射、接收通道与A超完全一样，所不同的只是显示方式，见图2-1。M型超声诊断仪属于辉度调制型，单探头固定在某一探测点不动（这一点与A超的探测方式相同），在示波管的水平偏转板上加一周期较长的锯齿波电压。这样，荧光屏上的光点可以自左向右缓慢扫描，光点在垂直方向上的距离代表着不同被探测界面的深度。同一辉度的光点沿水平方向描绘出一水平曲线，表明该界面的位置随时间的变化。在荧光屏上所显现的图像，横轴为时间，纵轴为界面深度。

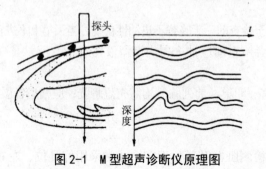

图2-1　M型超声诊断仪原理图

从图中可看出 M 超与 A 超相比较具有如下特点：

（1）改幅度显示为亮度显示。信号经放大检波后不是加到 Y 轴偏转板上，而是加在决定电子束强度大小的阴极或控制栅极上。

（2）像 A 超那样通过行扫描来实现距离展开，加在显示器的垂直方向上，而频率很低的帧扫描（水平偏转板上的扫描电压）则实现了时间展开。

M 超专门用来对心脏各种疾病进行诊断，特别适用于检查心脏功能，因此其显示图像又称为超声心动图。它能够显示心脏的层次结构，包括大血管壁和心脏瓣膜的动态变化；能测量瓣膜的活动速度，房室的大小，室间隔的厚度，主动脉、肺动脉的宽度；还可测定左心室排血量等。与同步周期展现的心电图、心音图比较，M 超可用来研究心脏的各种疾病（常用频率为 2～7MHz），也可对胎儿心脏搏动情况做检查。

第三节　多普勒超声

一、应用范围

多普勒超声主要用于心脏及全身各部位血管内血流运动和心室壁心肌运动的显示。

二、观察测量内容

（一）定性诊断

血流速度、血流时相、血流性质、血流途径、血流方向等有无异常。

（二）定量诊断

频谱多普勒测定：①血流速度（峰值血流速度，平均血流速度，瞬间血流速度）；②血流量（每搏量，心排血量及排血指数等）；③压力阶差测定；④压力降半时间评估二尖瓣口面积。

（三）彩色多普勒

观察与测量血流束出现部位、途径、时相、血流束数目、方向、性质、速度、形态、面积、长度、容积、起始宽度等。可检测全身各部位血管疾病（血管的狭窄、闭塞、血管瘤及动脉瘘，血管外伤破口、断裂及移植血管功能、肿瘤新生血管）等。

第四节　超声造影技术

超声造影是应用含有微气泡的超声造影剂，经外周静脉（或其他途径）注入，达到提高超声显像效果的技术。近 10 余年来，超声造影成像已广泛应用于全身各主要脏器的疾病诊断与鉴别诊断。

一、基本原理

1968 年，Gramiak 等首次观察到经导管注射靛氰蓝绿可使右室显影增强。以后发现，含微气泡的盐水、5% 葡萄糖、3% 过氧化氢、碳酸氢钠加维生素 C 等，这类造影剂因气泡直径大，大小不一，不能通过肺毛细血管（4～6μm），只能右心显影。

1985 年应用经超声处理的 5% 人体清蛋白微泡直径小，经外周静脉注射→肺→左心腔显影。

1994 年新的造影剂经外周静脉注射→肺→左心腔→心肌、肝、肾、全身动脉显影。

超声造影剂中含有大量微气泡，经外周静脉注入，经肺到左心至全身动脉气泡进入血液，遇到超声波时产生振动爆破，产生较强散射回声信号，使供血区显影，用以估价脏器及外周血管血流灌注。

超声造影剂增强效果取决于造影剂的微气泡直径、浓度、稳定性以及超声发射频率、脉冲宽度、超声强度等。因此，使用时应该选择优质的造影剂。

高质量的超声造影剂应具有如下特点：①安全性高、副作用小；②微气泡直径＜红细胞，均匀一致；③浓度高，溶解度低，无充血反应；④稳定性好；⑤散射性好。

目前常用的造影剂有：①微泡的包膜（外壳），主要有变性的清蛋白、脂质体、多聚体以及各种表面活性剂。内含的气体多为空气，如 Levovist、Albunex。②内含低溶解性气体，如氟碳、氟硫气体，微泡较稳定，如 Optison、Definity、Sonovue。③"靶向"造影剂，内含氟碳、氟硫气体，通过对造影剂包膜的特异性修饰，使其具有生物学特性，用于靶向诊断与靶向治疗。

二、增强造影显像的技术

为了提高显影效果。仪器在成像技术方面采用二次谐波、间歇触发、能量多普勒显像数字减影、闪烁成像等新技术。

（一）二次谐波显像（second harmonic imaging，SHI）

二次谐波的频率比基波高 1 倍，超声造影剂微气泡的二次谐振信号强于组织，二次谐波显像分辨力高，信噪比高，能清晰显示微气泡的分布及运动，增强造影效果。

（二）触发成像技术

诊断用超声辐射产生的空化效应使微气泡连续破坏。触发成像是间歇发射超声，减少对造影剂微泡的破坏，利于微泡的蓄积，产生更加显著的造影效果。

（三）脉冲反相谐波成像技术

产生纯的谐波信号，提高了造影时的分辨率并增加了造影剂的灵敏性和饱和度。

（四）相干造影成像技术

在相干成像的基础上。该技术在保持高帧频的同时降低微泡破坏程度。

（五）闪烁显像

降低仪器输出能量[机械指数（MD）]，使超声对造影剂微泡的破坏减至最小，优化谐波显像以改善低机械指数时仪器的敏感性。再发射数个高机械指数脉冲，破坏心肌内的造影剂微泡，自动返回低机械指数状态。观察造影剂地再充盈过程。同时动态观察心肌灌注过程和室壁运动，具有定量评价心肌灌注作用，大大提高了超声诊断冠心病的敏感度和准确性主要用于实时心肌声学造影。

三、造影剂的给药方式

目前常用的造影剂大多是粉剂，在使用之前应用生理盐水或特定的稀释液进行稀释，经过震荡后立即使用。应使用大针头，注射速度不宜过快。以防造影剂被破坏。

（一）弹丸式

主要优点准备工作简单、显影峰强度高，对造影剂及其稳定性要求相对低，缺点是造影持续时间相对较短、影响造影强度因素多，造影剂在体循环内的浓度会随着时间不断地变化，定量研究相对困难。目前主要用于腹部脏器及小器官的造影检查。

（二）持续滴注式

造影持续时间相对长，体内造影剂浓度保持恒定，可用于定量研究。缺点需要特制的偏心旋转注射泵，才能保证造影剂混悬液不分层，对造影剂稳定性要求高等。目前主要应用于对脏器的特别是心肌的血流灌注的定量评价研究。

四、造影结果分析方法

（一）定性分析

可采用目测法分析造影部位感兴趣区内造影剂增强及廓清的时间、空间分布特征。

（二）定量分析

1. 视频密度分析法

根据造影剂在血液内的浓度随时间的变化特征，目前常用的分析软件可以得出弹丸注射法的时间一强度曲线及持续滴注法的再灌注曲线。主要参数有达到峰值强度的时间、峰值强度、峰值强度减半时间、曲线下面积、曲线上升、下降速率等及再充盈曲线的平台强度与再充盈速度等。

2. 声学密度（AD 技术）定量分析法

AD 技术可获取组织背向散射积分形成的数字图像，动态范围大，由此获得的数据是线性的，提高了定量分析的准确性，分析方法、参数与视频密度分析法类似。

五、超声造影的应用

（一）超声造影技术在心血管疾病中的应用

1. 心肌灌注显影

心肌声学造影（MCE）可以精确地评价和区分缺血心肌、坏死心肌、顿抑心肌和冬眠心肌。其主要灌注特征分别如下。

坏死心肌——固定性灌注缺损（静息和负荷状态均为灌注缺损）。

缺血心肌——可逆性灌注缺损（静息正常而负荷状态下出现灌注缺损）伴诱发的室壁运动异常。

顿抑心肌——急性损伤后于静息经胸超声心动图出现室壁运动异常，而微循环灌注正常。

冬眠心肌——损伤后出现室壁运动减低和微循环灌注异常。

在急性心肌梗死的患者，MCE 最初仅表现为受累区域的心肌造影剂灌注较少，确定此心肌处于危险状态。随着再血管化治疗或再灌注，微循环完整的存活心肌区域内可见造影剂的填充，常提示顿抑心肌和后期心脏功能的恢复。持续表现为造影剂填充缺损的"无复流"区的心肌通常提示形成瘢痕。

2. 心腔显影

（1）显著改善心内膜显影：造影剂对心腔边界分辨能力的提高具有显著的效果。

（2）评价心功能：准确得勾勒心内膜的边界也是正确评估心功能的关键。

（3）判断心腔大小、室壁厚度及有无占位等。

（4）提高负荷心脏超声的敏感性和准确性。

（5）对于复杂的心内畸形超声造影方法仍具有其优越性。

（二）超声造影技术在诊断肝脏疾病中的应用

1. 肝内组织的灌注时相

肝脏组织由于具有门静脉和肝动脉两组供血系统，因而具有相对特异性的造影剂灌注特征。通常可将肝内组织的灌注时相分为三部分：肝动脉相（0～40 ms）、门静脉相（40～120 ms）及实质相（120 ms 以后）。正常肝组织：①肝动脉相（0～40 ms）：最早出现，表现为肝内动脉血管迅速显影，强回声；②门静脉相（40～120 ms）：表现为门静脉主干及其一、二级分支内充盈造影剂，血管呈较强回声，肝实质增强逐渐显著；③实质相（120 ms 以后）：表现为肝组织均匀性增强，在注入造影剂后 2min 左右达到高峰，血管结构不显影。

2. 肝占位性病变

（1）肝细胞癌（HCC）：早期动脉相即可见肿瘤区迅速呈强回声，明显高于周围正常肝组织，实质相肿瘤内造影剂迅速廓清，呈特征性"快进快出"模式。

（2）肝转移癌（MLC）：因其病理及血供丰富程度不同，灌注增强表现较复杂。动脉相可表现为均匀性增强或周边环状增强，内部可有轻度点状回声增强，实质相迅速出现回声减弱，此时扫查全肝容易发现微小转移灶。

（3）血管瘤：动脉相时病灶内部无明显增强改变，门静脉相或实质相病灶呈环状或周边增强，伴向心性填充，充填时间常需 2 min 或以上，持续达数分钟，呈"慢进慢出"增强特点。超声造影可对血管瘤作出定性诊断。

（4）局灶性结节样增生（FNH）：FNH 是富血供病灶，动脉相病灶内部回声迅速增强，门静脉相甚至实质相维持增强；典型者放射状血管分布，动脉相自中心向外周强化，持续较长时间，实质相时与肝呈相等强度回声而可与 HCC 相鉴别，应重视全时相的观察记录，必要时延迟到数分钟。

3. 肝硬化

Albrecht 提出利用"肝脏通过时间"诊断肝硬化，即开始注射造影剂利声显到肝静脉内出现造影剂信号的时间间值，小于24s对诊断肝硬化有100%的敏感性和96%的特异性。超声造影技术有望成为肝硬化定量诊断的无创性诊断手段在临床中广泛应用。

4. 辅助肝脏介入性治疗

超声造影能有效地提高病变、特别是微小病灶的检出率，从而提高穿刺活检的准确率。在RFA（微波射频治疗）治疗方面不但可以客观显示肿瘤的大小、数目，为治疗方案的制定提供依据；而且是评价疗效、评估预后的有效方法。治疗后造影，灭活区在动脉相至实质相均呈回声缺失的无回声，活性区则在动脉相显示增强；对残留活性区或转移灶可进行及时的再治疗。超声造影已成为RFA治疗肝癌不可缺少的重要辅助手段，有良好的应用前景。

六、超声造影技术在其他疾病中的应用

（一）颅内血管

超声造影剂可明显增强颅内血管信号，提高Willis环侧支血流及颅内动脉瘤、动静瘘的检出率。

（二）乳腺

恶性病变中的血管数目多，走行紊乱，绝大多数呈现穿支血管，多迅速出现增强的高峰，持续时间长；纤维腺瘤的血管往往走行于肿瘤的周边。良、恶性肿物的时间—强度曲线形态不同，恶性者造影剂清除曲线为多相，而良性者多为单相。

（三）肾脏

1. 肾脏血管显影

超声肾血管造影可以提高对肾动脉狭窄的诊断的敏感性与准确性，肾动脉狭窄早期就会出现肾血流时间－强度曲线下面积较正常减低。缩短检测时间，提高诊断阳性率，可以较好地对肥胖以及肾脏受损伤患者的血管检测。

2. 肾实质血流灌注

肾实质有局部损害时，氟碳类造影剂可将病变区域与周围正常肾实质组织清晰的区分；当整个肾实质呈弥漫性病变时诊断则较为困难，可以通过肾脏血管容积的定量化测量和造影剂在肾实质中循环时间的改变来提高其诊断的敏感性与准确性。

3. 肾脏局灶性病变

注射造影剂后良、恶性实性肿瘤内血流显示都相应增强，恶性肿瘤较良性肿瘤增强开始早且持续时间长。

（四）淋巴结

超声探测前哨淋巴结：可疑淋巴结造影表现为淋巴管从注射部位发出线状强回声。转移的前哨淋巴结为不均匀性增强，增强回声部分是正常的淋巴结实质，非增强部分为肿瘤浸润和替代部分，或是正常组织被破坏的部分。

七、靶向造影技术

靶向超声微泡造影技术是近来发展迅速的新技术，是分子影像学的重要分支，包括靶向显影及靶向治疗两部分。前者是依靠微泡表面固有的特性或对微泡表面进行特殊的处理，使其通过血管途径进入靶组织，并与之特异性的结合，用超声造影技术来观察靶区在组织水平、细胞及亚细胞水平的成像，借以反映病变区组织在分子基础方面的变化。靶向治疗是借助超声造影剂所引起的"声空化"效应以及其表面/内部可携带基因或药物的特性，达到靶向治疗的目的。

（一）靶向显影

理想的靶向性造影剂需达到以下要求：①直径小，在450～700nm；②循环半衰期长（在30～60s），在靶区停留时间长；③能与感兴趣区的表面抗原决定簇进行选择性和敏感性结合；④微泡与靶位的结合

应牢固,且结合到靶位上的微泡应在超声检查过程中保持稳定;⑤用量少,最好是毫克级或更少;⑥毒性小;⑦具有携带治疗药物或基因的潜力。目前已进行的研究工作主要有评价血栓性疾病、炎性疾病、肿瘤及新生血管的靶向显影等。

(二)靶向治疗

(1)携带基因、药物治疗。

(2)溶栓治疗。

(3)抗肿瘤治疗,可在提高局部药物浓度,降低药物对全身的毒副作用。

八、对比超声成像的生物学效应与安全性

对比超声成像技术是近年来发展迅速的非侵入性影像技术。然而超声波照射引起造影剂微泡的"空化(cavitation)"作用,是人们担心其安全性的一个核心。尽管最近的研究已表明,在低频率、高机械指数超声长时间照射下,微泡空化作用可引发组织损伤,但利用超声诊断仪行对比超声检查仍是安全的。为了消除潜在的组织损伤,在对比超声检查时,尽可能选用低机械指数成像方法,以期将微泡空化作用对组织的损伤概率降至最低。

第三章 超声心动图

第一节 M型超声心动图

一、工作原理

M型超声心动图属一维图像，检查时探头方向基本固定，将心内结构的各个反射以曲线方式显示于荧光屏上，借以观察各结构的厚度、距离、动态、速度等参数。在启动时首先由触发电路产生讯号，同时激励高频发射电路与时基扫描电路，使之开始工作（图3-1）。

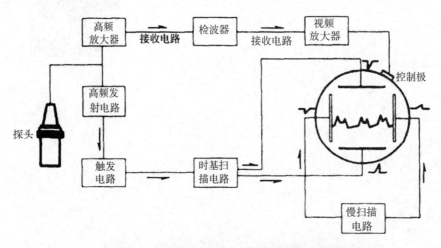

图3-1 M型超声心动图仪线路结构示意图

高频发射电路的高频讯号通过探头压电晶体片的逆压电效应转变为高频超声的机械能。后者在介质中传播时，当遇有声阻不同的界面即发生反射，回转后可冲击探头的压电晶体，通过正压电效应，将超声的机械能变为高频的电讯号。因其能量小，需经接收电路多次放大、检波，而后作用于示波管的控制极，在荧光屏上形成光点。

时基扫描电路起始工作后产生一尖陡的锯齿波，扫描时间很短（50～270 MS），故又称快扫描电压，当施加在垂直偏转板 Y_1Y_2 上时，即形成一条自上而下的时基扫描线，如适当调节扫描速度，可使此线代表一定的距离与深度。

由于高频发射电路、接收电路与时基扫描电路三者同时开始工作，故所接收的讯号在荧光屏上将回声讯号沿扫描线依次排列，用辉度调制法将其显示为一串光点。介质中界面声阻差大，则光点强；声阻差小，则光点弱。反射面距探头近者，反射光点距始脉冲近；反射面距探头远者，反射光点距始脉冲远。因此，由垂直扫描线上光点之强弱、多少及远近，即可推知介质中质地是否均匀，组织结构是否复杂及各界面之距离、大小等。

由于心脏结构复杂,并快速活动,在垂直扫描线上即见许多高速运动之光点,为了了解其活动规律,仪器之慢扫描电路,使水平偏转板X_1X_2之电压呈宽锯齿样变化,周而复始,连续进行,故心内结构之反射光点展开,形成一幅能显示时间、距离、幅度及反射光点强弱的时间位置活动的曲线,此即所谓M型超声心动图。

目前临床上所用的M型超声心动图仪的基本原理虽然相同,但因设计水平、指导思想及用途不同,各个仪器可有很大差别。临床上可根据需要,选择合适的仪器,以供检查者使用。

二、检查方法

(一)定点检查

所谓定点检查是指探头固定于某点,声束方向不变,观察心脏某一径线上各界面活动的规律。此法多在测量腔室大小、心壁厚度及活动速度时应用。本章所谓心前区的心底波群、二尖瓣波群、心室波群、剑突下右心波群、心室波群等均系定点检查时所见。

(二)滑行检查

探头置于肋间隙内,缓慢移行,声束方向亦稍有转动,借以观察心脏水平切面上各个结构的相互连续关系。一般在胸骨左缘3~4肋间二尖瓣水平处进行扫查,当找到二尖瓣后,探头由内向外徐徐滑动。在探头沿肋间逐渐向外滑动时,右室、室间隔、二尖瓣逐渐消失,心室腔渐小,过渡为心尖,最后呈密封之左室腔。随着仪器的进步和二维超声心动图的出现,这两种检查已较少应用,而改为在二维图像上做初步观察之后,调整取样线的位置与方向,显示出重点观察的结构,再启动慢扫描使M型曲线出现于荧光屏上。由于减少了盲目性,故能节省时间且结果更为准确。

三、常见波群与曲线

进行M型超声心动图检查时能显示多种波群与曲线,现仅就其中常见而且重要者介绍如下:

(一)心底波群

于胸骨左缘第3肋间探查时可见其解剖结构自前至后分别为胸壁、右室流出道(个别患者为肺动脉)、主动脉根部及左房。由于此等结构均在心底部,故称心底波群(图3-2)。

(1)主动脉根部曲线:心底波群中有两条明亮且前后同步活动之曲线。上线代表右室流出道后壁与主动脉前壁,下线代表主动脉后壁与左房前壁。两线在收缩期向前,舒张期向后,多数患者尚见重搏波。曲线上各点分别称为U、V、W、V'。U波在心电图R波之后,为曲线之最低点。V称主波,在心电图T波之后,为曲线之最高点。其后曲线下降至W,再上升形成V'称重搏波。UV段为上升支,代表心脏收缩时主动脉根部位置前移。VW(或VU)段为下降支,代表心脏舒张时主动脉根部位置后移。

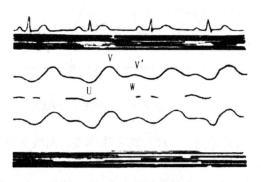

图3-2 心底波群示意图

(2)主动脉瓣曲线:主动脉根部前后二线间,有时可见一六边形盒样结构的主动脉瓣活动曲线。收缩期两线分开,分别靠近主动脉前后壁。舒张期则迅速闭合成一直线。

经解剖确定,上方曲线来自右冠状动脉瓣(右瓣),下方曲线来自无冠状动脉瓣(后瓣)。曲线分开处称 K 点（开 kai），位于心电图 R 波及第一心音之后，相当于等长收缩期末，主动脉瓣开放。曲线闭合处称 G 点（关 guan），在 T 波之后，恰当第二心音处，相当于主动脉瓣关闭（图 3-3）。

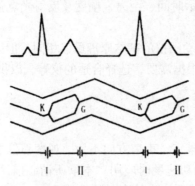

图 3-3 主动脉瓣曲线

有时主动脉瓣开放显示不清，仅见舒张期瓣膜关闭时之曲线，起点处即 G，终点处即 K。

（二）二尖瓣波群

在胸骨左侧第 3～4 肋间探查时，可见一组比较特异地波型，其内有一条活动迅速、幅度较大的曲线，经解剖定位与声学造影证实为二尖瓣前叶的反射。以此为标志，可以向前或向后逐层识别其他解剖结构。由于二尖瓣在这些结构中特异性最强，故命名为二尖瓣波群。根据声束方向之不同，所见的解剖结构亦有所差异。探头稍向上指时，可见胸壁、右室、室间隔、左室流出道、二尖瓣前叶、左房及房室环区左房后壁。探头稍向下指，其解剖结构为胸壁、右室、室间隔、左室流出道、二尖瓣前后叶及左室后壁。

二尖瓣波群主要曲线如下：

（1）二尖瓣前叶曲线正常人呈双峰，依次称 A、B、C、D、E、F、G。A、E 两峰分别位于心电图 P 波及 T 波之后。C 当第一心音处，二尖瓣关闭。D 在第二心音后等长舒张期之末，二尖瓣由此时起开放（图 3-4）。

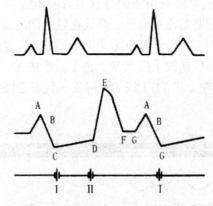

图 3-4 正常人二尖瓣前叶曲线

二尖瓣狭窄时，CD 段与正常人相同，E 峰后则下降缓慢，曲线平直，FG 不能显示。相当于原 A 峰处之曲线下降点仍称 A（图 3-5）。

（2）二尖瓣后叶曲线 二尖瓣后叶在收缩期与前叶合拢，在曲线上形成共同之 CD 段。舒张期瓣口开放，后叶与前叶分离，形成单独活动之二尖瓣后叶曲线。

正常人在舒张期二尖瓣后叶与前叶活动方向相反，幅度较小，形成倒影样曲线，故对曲线上与 A 峰、E 峰相对应处之下降点分别称为 A' 与 E'。

二尖瓣狭窄时，后叶在舒张期随前叶向前移动，方向相同，但幅度低，其起止点亦命名为 A' 与 E'。

(3)室间隔曲线在二尖瓣波群中,于二尖瓣前叶之前可见室间隔曲线。该曲线活动幅度较小。经解剖及声学造影证明,其前为右室腔,其后为左室腔。在正常人,室间隔左室面曲线在收缩期向后,舒张期向前,与左室后壁呈逆向运动。在某些先天性心脏病及右心负荷增加时,则收缩期向前,舒张期向后,与左室后壁呈同向运动。

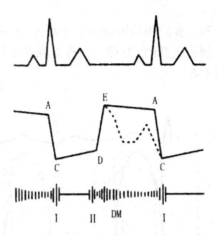

图3-5 二尖瓣狭窄时前叶曲线的特征

(4)左室后壁曲线。

(三)心室波群

一般在第4肋间探及,自前至后,所代表的解剖结构为胸壁、右室前壁、右室腔、室间隔、左室(及其内的腱索)与左室后壁。由于心室腔的大小、心室壁的厚度等均在此处测量,故命名为心室波群。左室后壁曲线上收缩末期最高点(在心电图T波稍后处)称Ls,舒张末期最低点(心电图R波处)称Ld。

此区的室间隔曲线与二尖瓣波群的室间隔曲线相似。

(四)三尖瓣波群

胸骨左缘第3~4肋间探查时,将探头内斜,可见一活动幅度较大的双峰曲线,距体表较近(5cm左右)为三尖瓣前叶的反射。正常人探测稍困难,常不能获得连续完整的曲线,当右心扩大,有顺时针方向转位者则易于观察。

由于探头方向不同,所见的解剖结构亦有所差异。当声束向右上倾斜时,依次可见胸壁、右室前壁、右室腔、三尖瓣、右房、房间隔与左房。而当声束斜向外下时,在三尖瓣之后依次为室间隔、左室腔(有时其内可见二尖瓣)及左室后壁。

三尖瓣前叶曲线的形态及波型产生机制与二尖瓣相似,故曲线上各点亦以A、B、C、D等命名。

有时尚见三尖瓣隔叶的活动曲线,位于室间隔曲线之前。

(五)肺动脉瓣曲线

于胸骨左缘第2、3肋间可见,通常为后瓣曲线,收缩期肺动脉瓣开放,曲线向后;舒张期瓣膜关闭,曲线向前。

四、正常二尖瓣的M型曲线

二尖瓣位于左房左室之间,由前后两叶构成。前叶位于右前方,呈等边梯形。上下径较长(约22mm),而横径稍窄。上侧与二尖瓣环连续,称根部,下侧与腱索相接称尖部(又称游离缘),二者之间则为体部。二尖瓣后叶位于左后方,上下径稍短(10mm),而横径较宽,瓣叶上连瓣环,下连腱索,由此形成以瓣环为支点,前后叶瓣体瓣尖为活动部的阀门样结构。

从组织学上看,二尖瓣为薄膜组织,本身无心肌纤维,不能主动活动,故超声心动图上二尖瓣的活动所代表的是二尖瓣前后两侧,即左房与左室之间压力差变化的结果。如左室收缩,压力升高,超过左房，则左室血液由左室面将二尖瓣前叶向后（即心房侧）推移（即关闭），超声心动图上曲线即下移。而左室舒张，室内压力下降，当低于左房时，则左房血液由左房面将二尖瓣向前（即心室侧）推起（即开放），超声心动图上曲线即上移。故由二尖瓣曲线的起伏，即可了解左房、左室压力的变化。超声心动图检查时，借助于这些资料，能够进一步推测血流动力学的规律，这对临床诊断有一定参考价值。

（一）二尖瓣前叶曲线

正常人二尖瓣前叶曲线基本一致，在舒张期内曲线上升有 A、E 两峰，分别位于心电图 P 波及 T 波之后，而收缩期则位置较低，为一缓慢上升的 CD 段，这种双峰曲线具有一定特异性。兹对曲线上各峰及各峰之特点与意义简介如下（图 3-6）。

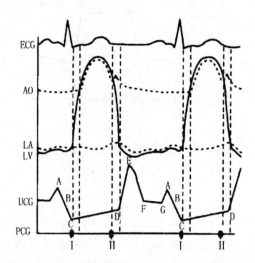

图 3-6　正常人超声心动图二尖瓣前叶曲线与心电和心内压及心音图的关系

1. A 峰：A 峰位于心电图 P 波后 0.08 ~ 0.12 s，与左房压力曲线上 a 波及超声心动图左房后壁曲线之 a 峰同时出现，此为心室之主动充盈期。有时在 A 峰的顶点处，心音图上伴有第四心音，说明后者与左房收缩，二尖瓣再开放有一定关系。有学者认为 A 峰之产生是由于心房收缩，心房内压力升高，推起已处于半闭状态之二尖瓣前叶，使其位置前移所致。其根据如下：

（1）由心电图和超声心动图二尖瓣前叶曲线上，可见 P 波在前，A 峰在后，二者关系密切，间隔在 0.1 s 左右。虽节律及速率有所变化，但 P 波与 A 峰的顺序则恒定不变。说明由心房激动收缩，推起二尖瓣而形成 A 峰。

（2）结区心律患者心电图上无 P 波出现，心动周期中心房不受激动，不产生收缩，心房压力在舒张末期无突然升高的现象，故二尖瓣曲线上 A 峰消失。

（3）心房颤动患者心房壁呈连续虫蠕动样活动，在舒张期左房内压力连续快速改变，但幅度低且不规则，故在二尖瓣前叶曲线上 A 峰消失，代之以连续不规则的低幅活动。

（4）心房扑动患者由于 F 波的激动，心房呈现规则而快速地收缩，在二尖瓣曲线上见舒张期有规则而快速活动的尖峰，此尖峰与心电图上 F 波互相对应，且宽度相同。说明心房每次收缩，推起二尖瓣前叶，在曲线上产生一尖峰。此与正常心律者心房收缩产生 A 峰的机制相同。

（5）在不同程度的房室传导阻滞患者，二尖瓣曲线上的 A 峰始终跟随心电图 P 波之后，而与 R 或 T 波的关系不大，说明 A 峰产生与心脏其他活动因素无关，而系心房收缩所致。但需指出，收缩期心室内压力高，心房收缩所引起的压力远低于心室的压力，故 P 波在 RT 之间者，CD 段上不出现 A 峰。

2. B 点：心房收缩过后，房内压力下降，原被推起之二尖瓣前叶恢复原位，再处于半闭合状态，故曲线下降至 B 点（与 F 点同一水平）。在一般情况下，心房收缩之后，心室立即收缩，二尖瓣前叶急速后移，由 A 至 C 直线下降，故 B 点显示不清。仅在房室传导阻滞时，心房收缩与心室收缩之间期延长者，方可看到 B 点。

3. C点：C点位于心电图R波后，心肌除极，心室收缩，左室压力迅速升高，当超过左房压力时，即将二尖瓣前叶向后推移，前后二叶碰拢关闭，产生第一心音。由于在心动周期中，此时二尖瓣前叶处于最靠后之位置，故曲线上出现最低的C点。

关于C点和左房左室压力交叉点及第一心音的关系，不少学者曾进行深入探讨。

4. CD段：此为一缓慢上升之平段，所有正常人均见此现象。CD段的全程中，二尖瓣口处于关闭状态。除末段在第二心音以后为等长舒张期外。绝大部分为心室之收缩期。对CD段上升的机制问题，1964年华中科技大学同济医学院附属同济医院曾提出如下解释：当心室收缩时，血液经主动脉瓣口喷出，心室容积减小。根据心室造影连续拍片所见，在收缩期心脏长轴变化较少，而短轴（前后径）减少则较明显。随着短轴的缩短，左室后壁逐渐前移，故贴近后壁附近的二尖瓣亦随之前移，CD段因而缓慢上升。

近年来在探查二尖瓣人造瓣膜（包括球瓣、碟瓣及生物瓣）时，发现收缩期内瓣叶（以及瓣球及碟片）随同支架、二尖瓣环等亦有前移现象，方向、幅度与主动脉根部的活动相似，故可认为CD段上升为多种因素综合影响所致。

5. D点：出现于T波与第二心音之后，二尖瓣口行将开放。

一些初学者常将第二心音与D点标在同一时间，将CD段的全程作为收缩期全程，从血流动力学看，这种观点是不正确的。因为第二心音出现时，只说明舒张开始，左室压力低于主动脉，故主动脉瓣关闭，但此时左室压力仍高于左房，二尖瓣并不能开放。必待等长舒张期末尾，左室压力已低于左房时，二尖瓣开放，曲线上方出现D点。因此D点与第二心音之间有一间期，即等长舒张期。CD段上第二心音以前者为收缩期，其后至D点者不属收缩期，而为舒张期。

6. DE段：此为一急速上升之直线。产生机制为在等长舒张期之后，左室扩张，此时左室压力低于左房，左房内血液立即推开二尖瓣向左室灌注，故使二尖瓣前叶迅速前移，曲线由D点直线上升而达到E峰。

7. E峰：是二尖瓣前叶曲线上升之最高峰，二尖瓣开放达最高限度，二尖瓣前叶距前胸壁最近。

8. EF段：曲线达顶点E峰之后，旋即迅速下降，据国内外学者测定，其下降速度均大于50 mm/s，而在100 mm/s左右。

关于EF段下降之机制，华中科技大学同济医学院附属同济医院于1964年曾提出如下解释：正常人舒张期瓣口开放之后，二尖瓣流量较大，左房血液迅速排空，压力下降；左室则快速充盈，压力上升；房室间压力差迅速减小，加之血液入左室后有反冲作用，由心室侧向后漂浮二尖瓣前叶，故使其由最前之位置，很快向后移动，形成曲线上急速下降之EF段。DE段E峰及EF段所经历之时间，相当于心室快速充盈期。对EF段下降之机制，后来国外亦有类似解释。

国外一部分学者曾将EF段又分两个部分，起始部分为EF_0段，他们认为这代表房室环的运动，而独立的瓣叶活动则很少。第二部分为F_0F段，真正地代表瓣叶活动，向后漂浮速度较快。

9. F点：为舒张期中最低点，此时房室间压力差很小，二尖瓣口处于半闭合状态，为缓慢充盈期。

10. G点：F点之后曲线形态随心率不同而有变异。心率快者，心室缓慢充盈期较短，曲线达F点后，下一心动周期立即开始，心房收缩，曲线上升，故F点后即为A峰，G点不能清晰辨识。如心率较慢，心室缓慢充盈期较长，故曲线下降至F点后，不立即上升而形成一平段，待下一心动周期开始时，于P波后曲线上升，出现A峰。平段与A峰上升支的交界处即G点。在缓慢充盈期，由于来自肺循环的血液不断进入左房，使左房与左室间形成一种稍有变化的动态平衡，故二尖瓣在F点与G点之间可有低幅的扑动现象。

（二）二尖瓣后叶曲线

在二尖瓣波群中，有时可见二尖瓣后叶曲线，活动方向与前叶相反，即呈镜像样的曲线，向下的两个尖峰分别称E'，A'。由于二尖瓣后叶较短，故曲线的幅度亦低。

A峰代表左房收缩，二尖瓣再开放；C点代表前后叶碰拢，说明二尖瓣关闭。D点为瓣口开放处，后叶向后，E峰处达最大限度。前叶E峰与后叶E峰间的距离大致上可以反映二尖瓣口开放时的大小。

后叶在舒张早期也有关闭现象，与二尖瓣前叶向后漂浮形成急速下降的 EF 段的机制相似。

由以上论述可以看出二尖瓣曲线在收缩期位置固定（前后叶关闭），变化较少，而在舒张期内则有较大的改变：①自第二心音至 D 点为等长舒张期，左室尚未充盈。②E 峰前后二尖瓣口开放幅度最大为左室快速充盈期。③F 点前后（或 FG 段）二尖瓣口处于半关闭状态，为左室缓慢充盈期。快速充盈期与缓慢充盈期时，心房未收缩，血液由左房自动流入左室，系后者压力降低所致，故二者合称被动充盈期。④A 峰前后为主动充盈期，此因左房收缩时其内压力上升，再次推起二尖瓣前叶，主动向左室射血所致。

在正常情况下，二尖瓣口较大，舒张期内血液很容易通过，只需很短的时间，左室已能很好充盈，其余时间基本上等于处休息状态，故有较强的代偿能力。

五、M 型超声心动图的优点与不足

M 型超声心动图主要观察声束所指一条线上界面的分布、反射强弱及活动情况，而对切面轮廓、结构空间方位及其周邻关系等的认识与判断等存在某些困难，有一定的局限性。基于上述原因，某些医务人员误认为此种技术落后，将为切面超声心动图所代替。其实这种看法是片面的，因为他们忽视了 M 型超声所独具的以下优点。

（1）M 型超声心动图声束方向固定不变，扫描线集中通过所探查对象上的某一点，每秒可达 2 000～3 000 条（切面图上因扫描线分散于整个画面，真正通过某一特定点者仅 20～30 条），取样点上的信息量甚大，故能在曲线图上显示出对诊断具有重要意义的细微快速活动，如某些瓣膜因血流冲击所产生的高速颤动等。

（2）根据曲线图上界面活动所经历的距离与时间，能准确计算其活动速度等。

（3）M 型曲线能与心电图、心音图、心内压力曲线、心尖与脉搏搏动图以及 Doppler 讯号等同步记录，故可进行用切面图所不易进行的波形分析、心音产生与瓣膜活动关系以及血流动力学等项研究。

（4）由于 M 型曲线连续记录时可显现多个心动周期的变化，故较切面图能更清晰更方便地观察舒缩两期变化、观察心壁与瓣膜的活动规则、计测心腔的缩短分数与射血分数等。

（5）在相控阵型超声心动图仪上，可同时取二组不同方向的 M 型曲线，对比主动脉瓣与二尖瓣活动时相的关系，也可观察不同位置室壁节段性活动的方向与幅度等。

（6）进行声学造影时，M 型曲线能显示造影剂反射光点所形成的流线，故能准确地显示造影的起始时间、流线方向、血流速度及瓣膜关闭不全所形成的逆流线等。

由于以上原因，可以看出，在能够预见到的时间内，M 型超声心动图还有其不可替代的作用，故目前多数厂家所出的仪器上将 M 型与切面超声心动图二者结合起来，由 M 型曲线看各结构的活动规律，由切面图观察整体轮廓，从而取得更好的效果。

第二节　二维超声心动图

二维超声心动图又称切面超声心动图，这是在 M 型超声心动图基础上发展起来的一种新的技术。由于能清晰地、直观地显示心脏各结构的空间位置、连续关系等，使诊断正确率有很大提高。现将工作原理、仪器类型、检查方法及基本图像等介绍如下：

一、工作原理

二维超声心动图与常用之 M 型超声心动图相似，亦用辉度调制法显示回波讯号，即将介质中由声阻不同所形成的界面上的反射，以光点形式显示在时基扫描线上。反射强，光点亮；反射弱，光点淡；如无反射，则在扫描线上相应处为暗区。因此，时基扫描线上之光点分布，代表声束通过的一条线之组织结构。此时如将探头所发出的声束的指向及位置加以改变，并使荧光屏上时基扫描线亦做相应的同步

移动（包括位置与方向），则声束所扫过的组织结构的平面，在荧光屏上即形成由光点组成之切面声像图。但由于心脏组织结构复杂且活动迅速，用一般切面显像法所得之图像随界面活动，光点上下摆动而成锯齿状模糊的光带，临床上不易观察分析，只有声束在体内快速连续重复扫描，荧光屏上出现快速连续重复之图像，当每秒有 16 帧以上之画面时，则心脏（或其他活动脏器）平面结构之活动情况即可被清晰地观察。

二、仪器类型

（一）机械扇形超声扫描仪

此种仪器采用雷达 PPl（plane position indicator）的原理进行扫描，探头根部位置固定，但其方向可以转动，形成一扇形切面。早期均用单一的晶体片进行左右摆动，返往一次即为两帧，检查时每秒活动 10 次左右，故能获得 20 帧/秒的实时切面图像。此种图像中心处稍稀疏，边缘处较密集，另探头的机械噪声亦较明显。有的厂家对此加以改进，将探头内装置多晶片（2～4）片，互相之间呈 90°～120°～180° 排列，再沿同轴作高速转动。此种图像扫描线分布均匀，闪烁感较小，噪声亦低，颇受使用者的赞赏。

（二）相控阵超声扫描仪

相控阵超声仪是近年来提出的一种新的实时超声扫描装置。换能器由 32～64 或 128 个极小的压电晶片组成，面积与普通的 M 型探头相近，重量较轻。发射时按雷达相控阵的原理，由微型电子计算机控制着每一发射脉冲通向各晶片的时间，如果未经延迟同时到达各晶片，则各产生一小的点状声源，依 Huy-gens 原理，这许多点状声源在前进时逐渐形成一共同的波阵面，声束前进方向与探头的法线方向平行。如果发射脉冲经电子计算机延迟装置处理后在相位上有所差异，一侧在前，另一侧延后，其间各点依次排列，则各晶片所发出的声波波阵面亦有变化，未延迟的一侧在前，延迟的一侧在后，此时声束的方向与探头法线之间出现一倾斜角 θ。如调节不同的延迟时间，波阵面的形式可有改变，声束的倾斜角可大可小，可正可负，故探头虽然固定不动，方向亦未改变，但所发出的声束能自动转向，到达扇面的任何部位。当调节恰当时，声束可进入体内作有规律的、分布均匀的扇形扫描。由于延迟发射的波阵面可呈凹面形，故发射的声束有聚焦作用。扇扫的方位角一般为 80° 左右，探查的深度依需要而改变，可为 10～20 cm。

（三）环阵型超声扫描仪

以上两种仪器虽各有其优点，但亦存在某些缺点。机械扇扫者换能器为单一晶片，声束的焦点固定，不易调整，相控阵者为非对称性聚焦，声束切面的厚度不能改变，且侧瓣反射较显著，分辨力受到很大影响。近时一些设计者将探头的圆形换能晶片由内向外刻画成大小不等的多个同心圆状环带，发射脉冲受电子计算机控制，以不同的延迟时间分别激励各个环带，外周者延迟较短，发射声波稍早，中心者延迟较长，发射声波稍后。各环带产生的声波组成一圆形的对称的波阵面。依据需要可调节延迟时间，控制聚焦区的深度和直径，进而得到最佳的超声图像。

三、检查方法

（一）发射频率

频率高者声束分辨力较佳，但透入深度稍差，频率低时分辨力稍差，但透入深度较大。故对婴幼儿可用 3.5～5 MHz。以期能清晰显示心脏各层结构。而在成人则用 2.25～3 MHz，此时虽然图像质量稍差，但心脏深部的瓣膜与后壁等能被观察，对临床有很大帮助。

（二）患者体位

一般取仰卧位，必要时向左侧倾斜 30° 或 45°，甚至 90°。有心功能不全者，可使头胸抬高，以减轻气急、心慌等。如作胸骨上窝探查，可取坐位，或仰卧检查台上，而将肩部垫高，颈部裸露。对肋间隙较窄声束进入有困难者，有时左臂上举可能有所改善。

(三)探测部位

(1)心前区:国内所谓心前区与国外胸骨旁位探查相近,上起左锁骨,下至心尖,内以胸骨左缘,外以心脏左缘(即肺未遮盖的透声窗)所包括的区域。如在右侧探查,应特别注明为右心前。

(2)心尖区:指左侧心尖搏动处探查,概指左侧,如为右位心,在右侧探查应注明为右心尖区。

(3)胸骨上凹:将探头置于胸骨上窝,向下指向心脏。

(4)剑下区(或称肋下区):探头置于剑突之下,可做各种指向以取得不同的切面。

四、基本图像

心脏形体较大,且结构复杂,探头在心前区随意放置,即能获取一种图像,故国内外学者在报告中列举出10、20、甚至30多种切面。为便于图像标准化、学习掌握以及相互交流,现就常用的基本切面图像分述如下。

(一)胸骨旁左心长轴切面

探头置于胸骨左缘第3、4肋间,探测平面与右胸锁关节、左乳头连线基本平行。此图应清晰显示右室、左室、左房、室间隔、主动脉、主动脉瓣与二尖瓣等。检查时应注意使探测平面与其长轴平行并探及真正的心尖部,否则图像可能失真,长轴较实际值变短(图3-7)。

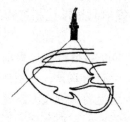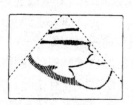

图3-7 左心长轴切面示意图

此图在临床上的价值在于可以观察:①主动脉瓣、二尖瓣的形态、厚度、开口大小;②主动脉的宽度与左室和左房的大小;③室间隔与主动脉前壁的连续关系、厚度及活动状态;④左房及左室腔内有无肿物;⑤心外有无积液;⑥在彩色及频谱多普勒检查时显示血流的方向、速度、有无湍流及反流等。

(二)心底短轴切面

探头置于胸骨左缘第2、3肋间心底大血管的正前方,探测平面与左肩和右肋弓连线基本平行。此图应显示出主动脉根部及其瓣叶、左房、右房、三尖瓣、右室、肺动脉瓣、肺动脉近端、肺房沟与左冠状动脉主干等。如切面稍向上倾斜,则见肺动脉主干及其左右分支等。在此切面上可以显示主动脉根部的宽度、形态,瓣膜的形态、活动度、有无畸形。另对肺动脉干及其分支的宽度、走向,与降主动脉间有无异常管道等。

(三)二尖瓣水平短轴切面

探头置于胸骨左缘第3、4肋间,方向与上图相似。此图可见左右室腔、室间隔与二尖瓣口等,如将探头稍向下倾斜,即可获得腱索水平之图像。此图对观察二尖瓣的形态、厚度、开口大小及面积有重要作用。

(四)乳头肌水平短轴切面

探头置于左侧第4肋间,探测平面亦与左肩右肋弓连线相平行。此图可观察左右室大小、心壁活动与乳头肌状态等。

(五)心尖位四腔切面

探头置心尖搏动处,指向右侧胸锁关节。在图像上室间隔起于扇尖,向远端伸延,见房间隔及心房穹隆。十字交叉位于中心处,向两侧伸出二尖瓣前叶及三尖瓣隔叶,二尖瓣口及三尖瓣口均可显示。由于室间隔、房间隔连线与二尖瓣、三尖瓣连线呈十字形交叉,故将左右心室、左右心房清晰地划分成四个腔室，故称四腔切面，因探头置心尖，故称心尖位四腔切面。如将探头稍向上倾斜，扫描平面经过主动脉根部，使四腔之间又出现一半环形的主动脉腔，此即所谓心尖位五腔切面。从理论上看心尖位四腔图应较理想，但在实际操作中因探头置于心尖，距离较远。另外，向上倾斜度较大，声束透过肋间隙时容易受限，故图像常不够清晰。现临床上常将探头内移，置于左侧第4肋间胸骨旁线及锁骨中线之间并减小倾斜度（45°左右），所见的图像常更为理想。此时仍见上述结构及四个心腔，但室间隔不在扇尖，而偏向图的右侧，右室占据图像的上半部，与心尖位四腔切面有所不同，故称胸骨旁四腔切面。如将探头置于剑突下，指向左肩，接近于冠状切面，可见左房、左室、右房、右室及房室间隔，此即所谓剑下四腔切面（图3-8）。在此切面上由于声束与房间隔近于垂直，故对房间隔缺损的检查有一定作用。

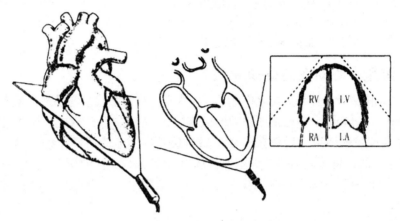

图3-8 心尖位四腔切面形成示意图

（六）心尖位二腔切面

在心尖位四腔图基础上将探头逆时钟方向旋转约45°，即可获得该切面。图像上只显示左心房和左心室两腔室，故称为二腔切面。该切面主要用于观察左室前壁，左室下壁和心尖部的室壁运动情况。

（七）心尖位左心长轴切面

在心尖位二腔切面的基础上继续逆时钟方向旋转探头45°，即可获得该切面。所显示的腔室和胸骨旁左心长轴切面一样，但由于能较好地显示心尖，故常用于观察心尖部的室壁运动。另外，该切面上左房流入左室的血流方向基本上与声束平行，故常在此切面上用多普勒观察测量二尖瓣口血流。

（八）下腔静脉长轴切面

探头置于剑下，扫描平面与下腔静脉平行，图像上能显示右房、下腔静脉及肝静脉。有时尚见三尖瓣部分叶瓣，右室、房间隔、左房及下腔静脉瓣等。在探查时应注意与腹主动脉的无回声带相鉴别，后者有搏动及比较固定的分支（腹腔动脉、肠系膜上动脉等）。

（九）胸骨上凹主动脉弓长轴切面

探头置胸骨上窝，指向心脏，探测平面通过主动脉弓长轴（接近矢状切面），可显示主动脉弓及其主要分支、右肺动脉等。

（十）胸骨上凹主动脉弓短轴切面

探头位置同上，转动90°，横切主动脉弓（接近冠状切面），除显示主动脉横断面外，尚能察及肺动脉干分叉处及右肺动脉，有时可见左无名静脉、上腔静脉等。

第三节 三维超声心动图

心脏为一结构复杂，腔室繁多，层次叠覆，活动快速的立体器官。检查者为了了解各个房室、瓣口及大血管的形态、立体方位与连续关系，只能进行多方位二维超声探查，在自己的头脑中"构想"出一幅立体图像，才能作出正确的判断。随着计算机的飞速发展，图像处理速度与数据存储量大大提高，原先需用数小时才能完成的操作，现在可在较短的数分钟甚至数秒钟内处理完毕，这使实时显示心脏与大血管各结构的形态、厚度、腔径、方位、走向、空间关系特别是活动状况的愿望得以实现，此即三维（又称四维）超声心动图。从成像原理上看，三维超声心动图包括重建三维超声心动图和实时三维超声心动图两类。重建三维超声心动图是先获取一系列的二维超声心动图切面并输入计算机系统，然后脱机分析，应用各种计算机软件进行三维图像重建，以获取三维超声心动图。如果检查时在不同心动周期、从不同方位，采集处于同一时相的二维图像进行三维重建，可得到静态三维超声心动图；如果检查时将数十个心动周期中各个方位上同一时相的二维图像组合成一幅三维心脏结构图，再将不同时相的三维图像连续放映，形成了能反映心脏各个区域、不同深度、多个层次的心壁、大血管、瓣膜等结构活动状态的动态三维超声心动图。这两种方法操作复杂，检查费时。实时三维超声心动图是近年来发展起来的一项新技术，可实时显示心脏的三维立体结构，已逐步应用于临床。

一、实时三维超声心动图的成像原理

实时三维超声心动图成像的探头为矩阵换能器，由纵向、横向多线均匀切割为矩阵排列的多达 60×60 = 3 600（或 80×80 = 6 400）个直径细如发丝的微小阵元（elements）构成。检查时探头置于胸壁，矩阵型换能器沿 X 轴快速发射声束，后者在 Y 轴上做方位转向，形成扇形二维图像；此二维图像再沿 Z 轴作仰角转向，在不同的仰角建立多个二维图像，从而组成立体的金字塔形图像三维数据库。由于扫描速度极快，每秒钟内可获得 20 多个心脏结构三维动态图像数据库，检查时能快速同步实时地显示心脏各结构的动态。

矩阵型实时三维超声心动图虽能显示心脏立体结构的动态图像，其不足之处是探头形体较大，难以插入食管进行腔内超声检查。近年国外报告一种新型的半机械化的经食管超声探头，以期能克服上述缺陷，能用于临床诊断。探头的转动由一柔韧的轴心所驱动。探头内的换能晶片分三组，每组 8 个，沿探头长轴直线排列，各组晶片间的夹角均为 120°，占横轴的 1/3。检查时旋转的探头能在感兴趣区内进行大范围快速成像，连续记录沿 70 mm 长轴均匀分布互相平行的 24 个（分为三组）扇角宽度为 120° 的横轴扫描平面。超声讯号由一发射/接收和数字化模块组成的可转换电子组合元件输送至具有强大处理图像功能的计算机，于此经过先进的容积数据处理系统，将初始的超声数据流转变为每秒 20 帧有立体感的图像。

二、实时三维超声心动图的显示方式

（一）实时窄角显示

实时三维显示的方式为"窄角显示"，声束扫描线在 Y 轴上做 60° 方位转向，但在 Z 轴上做 30° 仰角转向，画面较窄，呈 60°×30° 瓜瓣样立体图像。这种方法为真正的实时成像（实况直播 live 3-D），快速清晰，图像直观，伪像很少，对临床诊断有重要价值。但因角度较小，有时难以显示瓣口全貌，是其有待改进之处。

（二）全容积三维显示

全容积（full volume）三维超声即"宽角金字塔样显示"扫描，图像由紧密相邻的四个 15°×60° 实时窄角"瓜瓣图"组合相加而成，形成 60°×60° 的"金字塔"形。图像包括的范围较大，能显示探测目标的全貌，形象逼真，对观测心搏量、心肌重量、心壁动态、心肌灌注造影等有很大帮助。由于此图由四个心动周期组成，属于"准实时显示"，衔接可有错位，检查时应嘱患者静卧勿动，短暂屏气，避免心脏移位，借以改善图像的质量。

（三）彩色多普勒窄角方锥形显示

彩色多普勒窄角方锥形显示为最近推出能显示三维彩色多普勒血流信息的新方法，采图时系在连续心动周期中选取相间的 7 个紧密相邻的纵宽约 30°，厚度约 4.3° 的实时动态窄角薄片状立体图，而后组合成的 30°×30°"方锥形"图像。此种扫描方式虽非真正的实时显示，但可立体显示瓣膜反流束和心内间隔缺损分流束，能对反流和分流进行比较精确的定量。

（四）实时同步三平面显示

检查时用矩阵型换能器快速发射夹角为60°三个平面，收集三平面上各部位的信息，而后在夹角之间插补相应区域的数据，建立可供观察分析的三维超声数据库。此种成像方式虽然含有为数众多的插补信息，精确度有所降低，但因可以实时成像，在较大范围内快速显示心脏的整体形态和心壁各部位的动向，对检测心脏功能和心肌激动程序方面具有重要意义。

三、实时三维超声心动图的临床应用

现已证明实时三维超声心动图在心脏疾病诊断、心脏形态观察、心腔容积检测、左右心功能评价及外科手术和介入治疗的监护等方面具有不可忽视的作用。

（一）显示房室壁及各个腔室的立体形态

正常人进行实时三维超声检查时，能实时显示不同深度房室壁的整体形态及其动态变化，对肌小梁形态、乳头肌的空间位置以及各结构的层次与毗邻关系也显示十分清楚。总体成像时，在左心或右心面将参考剖切平面调节至与房室间隔相平行的方位，显示出了房室间隔的整体形态及其与周周结构的立体关系，房室间隔均能得到完整的显示。

（二）在先心病诊断上的应用

实时三维超声能快速显示深部的心壁与房室间隔的整体形态，判断房、室间隔缺损的部位、大小、范围、类型、立体关系及其动态变化，有助于治疗方案（手术或封堵）的选择和制订。在先天性复杂心脏畸形患者，能完整地显示出病变的复杂空间结构关系和血管走向，从不同方向直观地显示出房、室间隔结构的形态及完整性，判断缺损的部位、大小、范围、立体形态、类型、动态改变，及其与周邻结构的空间关系。在房、室间隔缺损修补术后。可以从右房或左房侧，右室或左室侧探查，显示补片的位置、大小、完整形态，以及与心壁间的缝接关系，确定有无残余漏等。对Fallot四联症、Fallot五联症、右室双出口、大动脉转位等先天性复杂心脏畸形患者，实时三维图像检查时，通过剖切，对多个非标准切面进行观察，能完整地显示出病变的复杂空间结构关系和血管走向，对明确诊断有很大帮助。

（三）在瓣膜疾病诊断上的应用

实时三维超声能观察二、三尖瓣的立体形态，以及房室壁、瓣环、瓣叶、腱索、乳头肌组成的二尖瓣装置的结构形态。在心房或心室侧与二、三尖瓣环相平行的剖切面方位显示的鸟瞰图上，可观察二、三尖瓣瓣叶的完整形态与实时活动。风湿性二尖瓣狭窄患者，能十分清晰地显示出狭窄瓣口的真实形态、狭窄的程度、瓣叶粘连增厚的部位与范围，以及粘连增厚的腱索等。在左心长轴切面方位上，能清楚地观察到二尖瓣前叶"气球样改变"的立体形态与动态变化。二尖瓣脱垂患者，在左心长轴切面方位上，显示出脱垂的前瓣瓣叶与后瓣收缩期对合的立体形态与空间位置关系，更为准确地显示出瓣叶脱垂的部位、范围及在心动周期中的时相改变。对某些先天畸形如二尖瓣裂、双口二尖瓣、双口三尖瓣、二叶主动脉瓣，实时三维超声能准确显示其所在部位、病变形态、严重程度和波及范围，外科医师有可能根据图像了解瓣叶的病变性质和程度，从而确定采用瓣膜置换抑或瓣膜修补。在人工瓣置换术后，实时三维超声可在左心长轴切面方位上以及在左室侧与人工瓣相平行的方位上显示人工瓣整体形态与活动状况，如有反流者，可以区分为瓣环内异常血流或瓣周异常血流，对判断手术效果具有重要意义。

（四）在冠心病诊断上的应用

应用实时三维超声进行负荷试验，能同时全面地记录负荷前、负荷时与负荷后心室壁各个部位的实时立体动态变化，将会提高负荷试验的敏感性和准确性。实验研究表明，应用实时三维超声，观察经静脉注射氟碳微泡造影剂后缺血心肌的灌注缺损区所在部位、范围、重量以及正常、异常灌注造影区的体积和比率，这对冠心病诊断、确定正常心肌、顿抑心肌或梗死心肌将有重要价值。

（五）心脏手术和介入治疗的监护

（1）以往的动态三维超声在检查时，由于成像步骤复杂，需时较长，难以满足手术医师的要求。现用的实时三维超声心动图能快速成像，如同电视直播，没有时间延误，可在手术中实况直观显示心脏各个结构的轮廓，观察心脏瓣膜的形态，探测间隔缺损的部位、大小、形态，及时了解手术后病变矫正的效果，包括补片的位置、大小，确定有无残余漏等，对手术医师有很大帮助。

（2）在瓣膜置换术和二尖瓣球囊成形术中，可及时反馈二尖瓣边缘有无撕裂等，改进其安全性。

（3）在室间隔、房间隔缺损和动脉导管未闭封堵术中，可根据缺孔大小协助选择封堵伞的大小和类型，观察引导钢丝的位置方向，确定封堵伞的放置的部位、状态、效果，以及有无残余瘘，有助于提高封堵手术的成功率。

（4）在右室活检术中可迅速观察全部右室腔，引导活检钳放置于需要采集病变组织的部位，提高活检的成功率。

（5）今后有可能用实时三维超声引导输送夹具，把基因载体和新生长的细胞准确地送达心脏局部进行治疗。

（六）准确测量心室容积及心功能

实时三维超声在准确计测心腔容积及评价心功能方面具有独特的优势，临床应用于正常人左、右心室容积及心功能测量时，重复性良好，结果准确可信。另外，大量实验研究也证明，应用该技术测量的容积及心功能指标与磁共振及电磁流量计所测得的结果具有良好的一致性。对体外模拟的左室室壁瘤橡胶水囊（对称性7个，非对称性8个）进行三维成像并计算其容积，结果表明应用实时三维超声技术能准确可靠地计测左右室容积。

（七）实时三维彩色血流成像临床应用

实时三维彩色血流成像是继实时三维灰阶成像后的又一发展，临床应用表明三维彩色血流成像可以准确反映瓣膜反流束和心内间隔缺损分流束的分布情况以及异常通道的走向，尤其是能够对偏心性反流程度进行准确评估。

四、发展前景

实时三维超声成像虽然已有很大进展，但仍有巨大潜力等待发掘。有学者就一些值得今后深入研究和进一步发展的问题提出如下看法：

（一）规范图像的方位和成像的平面

为了简化实时三维超声心动图的观察和图像的记录，有必要规范实时三维超声的图像方位、剖切方法、成像平面，统一采图方法、格式和术语。希望我国超声工作者参照国际心血管超声学会三维超声检查草案制订工作组的建议，能在近期制订出我国自己的三维超声检查规范。此外，实时三维超声成像过程中应参照CT、MRI的经验，在仪器上增添加注解剖方位（上下、左右、前后）的标志，使检查者在获取原始全容积三维图像之后，不仅能观察心脏断面的形态与活动，而且可由加注的标记，认知各个心腔和室壁，这将更加有益于图像的分析和超声工作者彼此之间的学术交流。

（二）快速勾画心腔轮廓，建立动态薄壳样心腔立体图像

如将实时三维成像技术和AQ、CK技术相结合，或用三平面取图法自动快速勾画的心脏各个房室的单线轮廓，建立心腔形态的薄壳样立体图像。由于此种成像方法所需采集的只是无灰阶的轮廓线，数据量大幅度缩减，故有可能快速计测心腔瞬时容积，进而准确推算出左室与右室的心搏量、心排血量及射血分数。将由此获得的左室轮廓三维图按16节段（或17节段）分割法，分别计测各个分区的搏出量与射血分数，对确定心脏功能和心肌缺血与梗死的部位有很高的诊断价值。

（三）建立三维冠状动脉彩色多普勒血流树

希望能将实时三维技术和能量多普勒相结合，建立冠状动脉血管树的立体图像，显示冠状动脉主干及其主要分支内血流的空间走向、狭窄部位及周围侧支循环，如能成功，将在冠心病诊断上发挥巨大作用。

（四）彩色组织多普勒成像的实时三维显示

如将实时三维成像技术或三平面取图法和彩色组织多普勒超声成像相结合，显示心肌组织运动的多普勒信号，可以观察心肌活动的先后顺序，进而推衍心肌各个区域心脏激动起源、传导顺序，分析心律

失常的异位起搏点、传导途径等诸多问题。如获得成功，将能为临床提供一种观察心律失常的新方法。近时有学者用彩色多普勒牛眼图显示室壁各区活动的先后程序，在确定室壁活动同步化方面有很大潜力。

（五）提高发射声束的纵深和横向分辨力

与由采集多个心动周期二维图像重建而成的动态三维超声心动图相比较，实时三维超声成像快速，能真实显示单一心动周期的心脏活动，伪像少，不受心律和呼吸的影响，优点十分突出。但实时三维超声的换能器系由矩阵型排列为数多达3 600以上的微小阵元所组成，以16∶1并行处理方式，同时发射多条声束扫描线，快速扫描，建立金字塔形容积数据库，其声束的纵深和横向分辨力可能受到影响，故图像清晰度一般次于动态三维超声。希望制作者深入研究，改进成像方法，提高声束的分辨力，获取高质量的图像，使之在临床诊断上发挥更大作用。

（六）用动态牛眼图显示实时三维图像

实时三维超声虽能瞬时显示心脏各个部位的立体形态，但进行观察时往往因近侧结构遮盖远侧结构，影响整体检测。如将整个心壁各个区域投影于一圆形平面图上，心尖居于中心，心腰位于中环，基底位于周边，形成所谓牛眼图（illustration of the bull's eye）或靶心图。在此种图像上心壁各个部位的活动状态、速度、方向、激动程序等信息，能在同一个平面上清晰显示，便于实时观察、分析、对比，它将在心律失常诊断和同步化治疗方面发挥重要作用。用动态牛眼图观察心肌灌注声学造影时，一次弹丸注射之后，瞬时之间可获取整体心肌灌注后缺血心肌的灌注缺损区所在部位、范围，计算正常、异常灌注造影区的体积和比率，这对冠心病诊断、确定正常心肌、顿抑心肌或梗死心肌将有重要价值。

（七）开发出新型的经食管三维超声探头

希望仪器制作者进一步减小实时三维超声探头的直径和长度，开发出能进行经食管检查的特种超声探头，以便对因肥胖、肺气肿、肋间隙狭窄致经胸检查图像模糊者进行经食管检查，近距离观察二尖瓣、房间隔、肺静脉与左房等结构，获得更清晰的图像，以期在临床上发挥更加重要的作用。

（八）速度向量成像的实时三维显示

速度向量成像（Velocity Vector Imaging，VVI）是新近开发的一种成像技术，能将二维超声心动图上组织结构的活动方向、速度、距离、时相、应变等参数以向量图矢状线显示，使数据形象化，观察更准确。如果速度向量成像能进一步和实时三维相结合，直观显示心肌立体活动状态、激动程序、肌力强弱、速度快慢、应激情况、是否同步，其潜力之大，将非常可观。

（九）对"静态"器官

一些活动幅度很小、速度较慢的"静态"器官如眼球、膀胱、前列腺、胎儿的面部、肢体和生殖器等，无须高速实时扫描，故可提高发射声束的分辨力，增加Y轴方位转向二维扇形切面的角度和扫描线密度，也可增加Z轴立体仰角转向的扇形角度和切面数，这将会改善图像清晰度，更加准确显示检测对象的轮廓与形态，对临床诊断将有更大帮助。

第四章 介入性超声

第一节 超声引导经皮穿刺肺脏活检

肺部肿瘤是呼吸系统的常见病和多发病，鉴别诊断较困难，近年来，发病率日益增多。肺内孤立性结节临床上常常遇到，需要活检，对于中央型肺癌，由于诊断技术的提高，尤其是纤维支气管镜的应用，阳性率得到了很大提高，但对于发生于肺周边的肿瘤，X线、CT在诊断上存在一定困难，临床病理分型需要穿刺活检。细针抽吸活检胸内病变已有100多年历史，1883年第一例胸内活检是肺炎的诊断活检，1885年Menetrier开创了肺癌针吸活检的先河，1960年代，Dahloren和Nordenstorm推广了针吸活检肺的方法。超声引导经皮肺穿刺活检最早由Chandrasekhar报道4例（1976年），国内1983年开始肺穿刺活检细胞学检查，以后随着影像学的发展，穿刺活检针的改进，获得组织学和细胞学的技术更加完善，并发症减少。

肺部病变由于肺内气体和肋骨干扰，超声显示受限，因此对肺部疾病诊断或鉴别诊断主要靠X线、CT及纤维支气管镜、胸腔镜或开胸探查活检。但有时单凭X线、CT或纤维支气管镜检查，鉴别诊断仍有困难。肺部肿块穿刺活检主要由CT引导和超声引导下完成。CT引导经皮肺活检术国内1970年代开始应用于临床，并发症发生率为10%~20%，但是操作复杂，时间长，患者痛苦大，取材不满意，有X线损害等不足。对于周围型肺部肿块或中央型肺部肿块引起的肺实变，超声可清晰显示。超声引导下经皮肺部肿块穿刺活检，由于该方法实时引导，定位准确，并发症少，穿刺成功率高，时间短，操作简单，无X线损伤等优点，目前已广泛应用于临床，弥补了X线、CT检查的不足，为肺部疾病诊断和鉴别诊断取得可靠的细胞和组织学依据提供了技术支持，已成为临床获取肺部病变病理诊断的主要手段之一。可通过细胞学穿刺提插抽吸、手动负压切割组织学和自动活检组织学方法实现。经皮肺部病变穿刺活检是有效、微创的诊断方法，特别在纤维支气管镜检查阴性的患者。

一、适应证

超声引导经皮穿刺肺活检的先决条件是超声能显示病灶，且未被肋骨、胸骨或肩胛骨等完全遮挡，主要为周围型肺部占位性病变，病变贴近胸膜，病变的浅表部位不能有含气的肺组织。一般来讲，凡是超声能显示的各种肺部占位性病变，其病变性质不明时，均可在超声引导下经皮穿刺活检，但以下情况尤为适用：

（1）临床及影像学检查疑为肺部恶性肿瘤且超声能显示，因远处转移或合并其他疾病，不宜手术或患者拒绝手术者。

（2）X线发现并经超声检查证实的肺外周型肿瘤，行纤维支气管镜检查失败者，恰好与纤维支气管镜检查相互弥补。

（3）原发肺恶性肿瘤或转移癌及不能手术的肺部肿瘤为选择放疗或化疗方案而需要明确病理组织学分类者。

（4）原发部位不明确的肺部转移癌，需要穿刺活检了解转移瘤的组织来源者。

（5）肺部炎性肿块（如肺炎假瘤、肺脓肿、结核球和叶间积液等），临床治疗前需明确诊断者。

（6）超声能显示实变肺深部的中央型占位性病变和肺部肿块的鉴别诊断。

（7）超声引导穿刺肺癌瘤内直接注射药物、微波及射频治疗者。

二、禁忌证

（1）有严重出血倾向者。

（2）近期内严重咯血、呼吸困难、剧烈咳嗽或患者不能合作者。

（3）有严重肺气肿、肺淤血性心脏病患者。

（4）X线显示中央型肺癌，超声显示不清晰者。

（5）病灶位于心脏和大血管边缘的小病灶或与其边界不清晰者。

（6）超声难以显示的病变：部分可显示的病变，但受肋骨遮挡，缺乏合适进针入路者。

病灶位于心脏和大血管边缘及小病灶（≤10 cm）可采用细针穿刺，超声引导可准确显示穿刺路径和针道针尖，但采用粗针穿刺、切割应慎重，以免造成心脏和血管的损伤。

三、术前准备

（1）术前检查血常规、凝血四项、血小板、凝血酶原时间、凝血酶原活动度。

（2）穿刺前均应做胸部X线摄片、CT检查或MRI检查，根据X线、CT或MRI显示的病变位置，选择靠近病变处肋间进行超声扫查，显示肿块后，从不同角度全面扫查，了解病灶位置、范围、形态、内部结构与周围的位置关系，确定穿刺部位和进针路线。

（3）术前向患者作好解释工作，使其配合，教会患者学会屏气等。过分紧张者，术前30 min肌内注射地西泮10 mg。

四、仪器和针具

1. 仪器

选择实时显示的高分辨力超声诊断仪。具备超声引导穿刺线，配置线阵或凸阵穿刺探头。穿刺探头目前使用的有两类，一类是专用穿刺探头，另一类普通探头附加一个穿刺固定架，即穿刺导向器。另外，普通探头也可用于较大病灶的穿刺（"十"字交叉定位法引导）。肺周围浅表病变，采用5~7.5 MHz较高频率探头；肺内深部病变、肺门部和范围广泛区域，探头频率采用35~50 MHz。当探头上装有穿刺导向器时穿刺针会沿着声像图上所显示的影像平面并沿穿刺针道方向进入体内，声像图上可以同时清晰显示穿刺针道和靶目标，从而保证了穿刺的准确性。

2. 针具

目前国内外经皮肺穿刺活检多采用18 G组织学活检针。

穿刺针种类较多：主要有18~21 G手动负压穿刺针、分体式活检针、槽式穿刺针、自动活检针及与活检枪配套的穿刺活检针等，具有抽吸活检和切割活检功能。

（1）经皮穿刺细针：又称细胞学检查针或PTC针，由针鞘和针芯两部分组成，21~23 G针，外径0.6~0.8 mm，经皮穿刺细针用于细胞学取材，一般选用20~22 G细针（国产7~9号），长10~15 cm。

常用的细针为21 G，其外径0.8 mm、内径0.6 mm，由针管、针芯与切割针配套成一体，提拉针栓后即形成针腔内负压，使针尖露出切割缘并空出前端一段针腔作切割取材之用，完成负压切割抽吸后，先取出切割组织条做组织学检查，后用空针将针管内的液体涂片做细胞学检查，一针两用。细针活检必须配有经皮引导针，21 G活检一般为18 G引导针。

（2）组织学活检针：分为粗针和细针两种。切割细针为21 G，外径0.8 mm，内径0.6 mm，长15~18 cm。多用外径0.9~1.2 mm。18 G为粗针。目前用进口组织切割针有Sure-cut针和Tru-cut针。国产有槽式穿刺切割针和秦氏多孔倒钩活检针两种。组织学检查现在多用活检枪，目前国内外有较多与穿刺针配套的活检枪，具有切割速度快，震动小，组织损伤小，取材完整，并发症相对低等优点。与之配套的穿刺针主要为 16 ~ 21 G，长 10 ~ 20 cm。

五、操作方法

肺部肿块穿刺活检主要有超声引导、CT 引导及超声内镜引导三种。本节主要介绍超声引导经皮肺穿刺活检，包括穿刺细胞学、针吸活检和自动活检组织学。

1. 患者体位

根据 X 线拍片及 CT 或超声检查选择体位，采用仰卧位或侧卧位及俯卧位，展开肋骨。采用仰卧位者，肋间扫查定位，让患者双手抱头；俯卧位患者双手抱床，使肋间充分展开；病变近腋中线者选择侧卧位。嘱患者平静呼吸，根据 CT 或 MRI 上病变位置，从肋间多切面扫查定位，了解病变的物理性质、范围及周围位置关系，确定穿刺部位、穿刺深度，指导进针方向和深度，确保穿刺的准确性和安全性，寻找离体表最近、安全、不伤及正常脏器的部位为进针点，避开穿刺径路上血管和正常肺组织。

2. 操作方法

常规消毒、铺巾，局部用 2% 利多卡因作浸润麻醉，要避免麻醉时伤及肺组织，局部皮肤用尖头刀戳一小孔，令患者屏气，根据选定的穿刺点及角度，超声引导下实时监视进针方向和针尖位置，将穿刺针快速穿入肿块（进针时嘱患者屏住呼吸），确定针尖在肺部肿块边缘时激发穿刺针活检，多点穿刺，一般 2 ~ 3 针。穿刺针根据病变情况选择细针和粗针两种。采用手动负压切割或自动活检枪。穿刺进针时嘱患者暂时屏气，针尖达到病变表面时，触发扳机，随即退针，观察组织条的颜色、质地、大小，若穿刺所取标本不满意，可进行第二次穿刺取材。对较小病灶选择细胞学穿刺，7 号穿刺针在超声引导穿入病灶内，负压提插数次，范围 1 cm，去除负压，拔针，将抽吸物涂于玻片上，均匀推开，固定送病检；组织学穿刺选 18 ~ 16 G 活检针及自动活检枪，根据肿瘤大小，设 1.5 ~ 2.2 cm 活检深度，穿入病灶内，去除保险，击发，速拔针，将切割组织条用 10% 甲醛溶液或无水酒精固定送病检。

由于目前国内外所采用的穿刺活检针种类较多，操作方法也不尽相同，主要有：①抽吸法；②切割法。

（1）针吸活检：针吸细胞学检查时，将穿刺针沿着引导线穿入预定目标，拔去针芯，接上 10 mL 注射器，在保持负压的状态下使针尖在病灶内作小幅度来回提插 2 ~ 3 次，去掉负压拔针，迅速将抽吸物涂于玻片上。

（2）切割活检：多用，主要有 18 G 粗针和 21 G 细针。用 21G 细针切割活检时，先将引导针穿入胸腔，超声引导下将穿刺针插到肿块边缘即停针，提拉针栓保持负压状态，然后将针推入肿块内并旋转以离断组织，拔针将组织条推出并固定。

（3）多孔倒钩针活检：将多孔穿刺针插到肿块底部，抽出针芯，在肿块内往返提插 2 ~ 3 次，使更多的组织陷入针孔，拔出针后用针芯推出组织条。

（4）槽式针活检：使用秦氏槽式组织针穿刺时，穿刺针进入肿块包膜后，抽出针芯，继续前进，肿块组织沿针槽嵌入针腔中，此时旋转割断肿块组织出针，用针芯推出组织。

超声引导活检枪法，目前应用较多且取材满意、快速、并发症少。自动活检枪主要有两种类型：①内槽切割式活检枪；②负压抽吸式活检枪。根据活检枪射程又可分为固定射程活检枪和可调式活检枪，应根据情况合理选择。

穿刺后患者平卧 1 ~ 2 h，避免剧烈咳嗽及运动，监测血压、脉搏及胸部呼吸情况，注意观察有无气胸及出血情况。可行胸部 X 线透视了解有无气胸。

穿刺后标本的处理按照病理科要求涂片、固定（图 4-1 至图 4-8）。

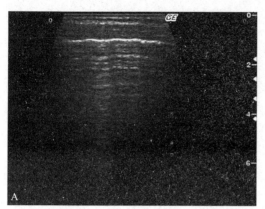

图 4-1A 正常肺组织超声显像

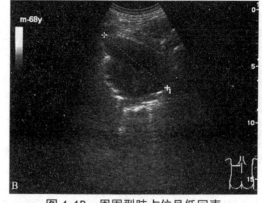

图 4-1B 周围型肺占位呈低回声

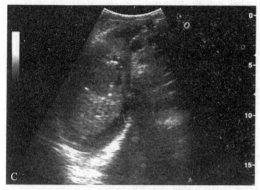

图 4-1C 肺实变中央型肺占位

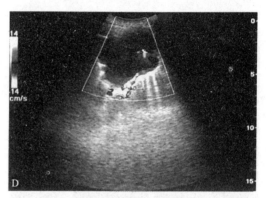

图 4-1D 周围型肺部占位内部及周边血流信号

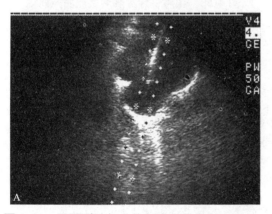

图 4-2A 周围型肺部占位超声引导穿刺活检

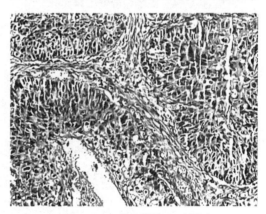

图 4-2B 病理检查：肺鳞癌

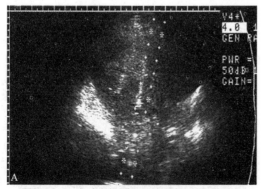

图 4-3A 中央型肺部占位超声引导穿刺活检，周围为实变肺组织

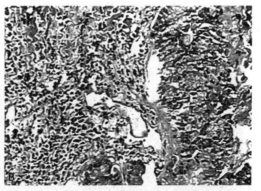

图 4-3B 病理检查：肺腺癌

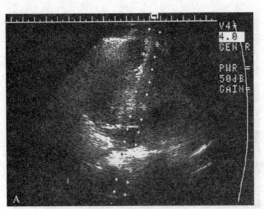

图 4-4A 超声引导穿刺活检肺内多发低回声结节

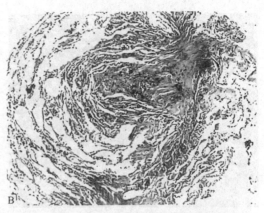

图 4-4B 病理检查:肺小细胞癌

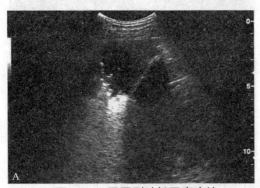

图 4-5A 周围型肺低回声病灶

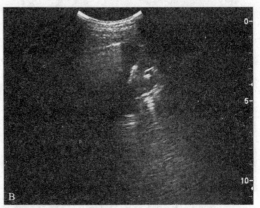

图 4-5B 超声引导穿刺活检低回声病灶

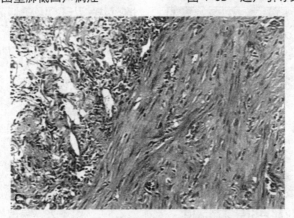

图 4-5C 病理检查:肺真皮血管瘤

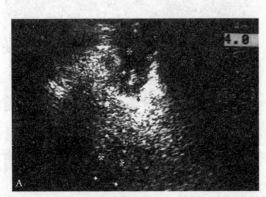

图 4-6A 超声引导穿刺活检肺外周不规则低回声病灶

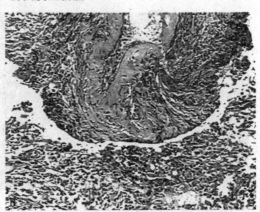

图 4-6B 病理检查:肺间质纤维化

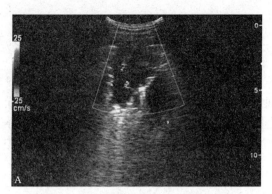
图 4-7A 肺周围型病灶内部血流信号

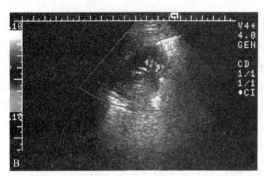
图 4-7B 肺周围型病灶内部血流信号和等号样强回声

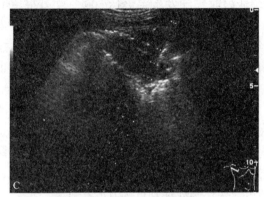
图 4-7C 超声引导穿刺活检

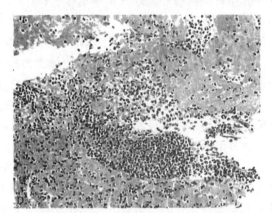
图 4-7D 病理检查：肺炎性病变

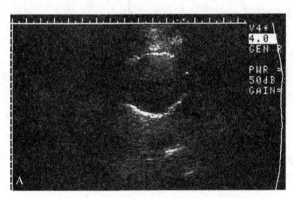
图 4-8A 肺周围型肺球形低回声病灶

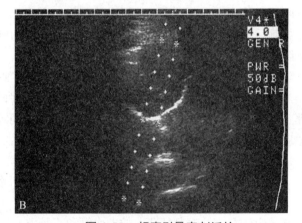
图 4-8B 超声引导穿刺活检

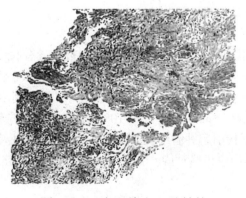
图 4-8C 病理检查：肺结核

六、并发症

因为超声引导下肺部穿刺全过程均在超声动态实时监视下进行，穿刺时所选入路安全，所以并发症发生率低且轻微，多无须特殊处理。

文献报道并发症发生率，X线、CT引导穿刺为10%～29%。CT引导出血、气胸、血胸、气肿发生率为10%～20%，超声引导活检为1%～10%。并发症发生率的高低与病灶部位、病变大小、位置、患者肺部情况及操作者的熟练程度有关。使用切割针时比抽吸更易发生，患者不合作、术中咳嗽、屏气差可引起，故操作中应熟练操作，尽量选择细针穿刺，并减少穿刺进入脏胸膜次数，进针胸膜时屏气，避开叶间胸膜及肺大泡。

（一）气胸

超声引导自动活检并发症发生率低于CT引导。经胸壁穿刺活检主要并发症是气胸，X线透视下穿刺气胸发生率为7%～10%，肺气肿、肺大泡患者穿刺活检时气胸发生率可达50%。文献报道细针活检并发症气胸的发生率为30%，合并肺气肿高达50%。一组117例肺部肿块超声导向穿刺后发生2例（1.7%）气胸，这2例均有肺气肿且年龄较大，故对年龄较大且患肺气肿患者要慎重。气胸是穿刺针划破含气肺或穿刺过深，偏离穿刺点，损伤正常肺组织所致。文献报道CT引导自动活检气胸发生率为11%～18%，超声引导针吸发生率为1.6%～2.2%，超声引导自动活检发生率21%，明显低于CT引导，因超声能监控进针途径和深度，避开含气肺组织，可最大限度减少气胸发生。气胸是肺活检的主要并发症，其发生率还与穿刺针类型、针的粗细、肿块大小、位置有关。

对较小肿物又随呼吸运动，定位时一定要注意呼气及吸气时肿物位置移动范围，屏气片刻，穿刺时快速穿入。超声引导活检快速、准确，穿刺针在肺内停留时间短，加之活检部位多为肺周边病灶，在穿刺径路上不需穿过含气的肺组织，引起并发症少，为肺边缘实性病灶穿刺首选方法。

气胸的预防措施：①选择进针途径时应选择肿块距胸壁最近的部位，尽量避开正常肺组织及多次穿过叶间胸膜。②穿刺针穿过或退出胸膜时，嘱咐患者屏住呼吸迅速刺过或退出胸膜，可避免胸膜损伤。③穿刺后患者取术侧朝下卧位，静卧1小时，因为肺穿刺患者术后体位与气胸发生有一定关系。术侧朝下卧位可减少气体流向穿刺部位，在出现气胸时，肺萎缩向胸腔底部使穿刺部位脏层和壁层胸膜接触，可防止气体进一步漏出。④穿刺后向针道注射自体血2 mL封住针的通道。

肺穿刺活检后一旦发生气胸，应让患者安静卧床休息并观察。轻度气胸可自行吸收，无须特殊处理。中度气胸可用注射器抽气。重度气胸可放置闭式引流管处理。总之，要严格执行操作规程，选择好适应证，注意禁忌证。

（二）出血和血肿

穿刺后咯血或血痰。细针穿刺很少发生。包括咯血和胸腔内出血，可能系穿刺针针尖刺破小血管或划破胸膜所致。关键是术前检查凝血功能良好，穿刺准确，少量出血可自止。咯血发生率为5%。血胸的预防应注意避开穿刺径路上的大血管和心脏。

（三）感染

发生率很低，只要严格执行操作规程可以避免。

（四）肿瘤种植

关于肿瘤扩散或种植转移问题，理论上针穿刺过的肿瘤被膜就有肿瘤扩散的可能性。但在实践中，对大量细针穿刺病例观察研究并不支持这种论点。国内有人报道近800例胸腹部肿瘤活检随访至今，未发现有肿瘤种植、扩散或转移者。Tao研究了2 591例细针胸腹部穿刺活检的病例，其中绝大多数为恶性肿瘤，并未发现有因此而扩散者。Smith调查了63 108例经皮穿刺活检的病例中，发现转移的仅3例，占0.005%。这些证明细针穿刺活检引起肿瘤细胞扩散或沿针道种植发生率是极低的，不会影响其在临床中的应用价值。因此，实际工作中应正确对待。

（五）空气栓塞

空气栓塞是肺穿刺针吸活检术罕见的并发症，但又是最危险的并发症。发生率约占0.02%。气体进入肺静脉的途径有3种：①穿刺针刺入肺静脉内，患者吸气时大气压超过肺静脉压，气体经过开放的气道进入肺静脉；②气体经过肺微血管进入肺静脉；③穿刺针穿过肺组织、支气管和肺静脉时产生支气管静脉瘘，肺泡内和支气管内的气体沿着瘘管进入肺静脉。预防空气栓塞应注意以下几方面：穿刺时患者应卧位；术中和术后患者应平静呼吸，不要用力咳嗽或打喷嚏；拔针时让患者暂停呼吸。

七、注意事项

提高穿刺准确率应注意以下几方面：选择正确的适应证，选择好穿刺点、进针方向、深度；多点穿刺取样，提高穿刺技术和操作者的熟练程度；活检部位的选择尽量避免穿刺肿瘤坏死区、出血、边缘区，因为边缘多为炎症反应，中心强回声区多为液化坏死，尽量穿刺肿瘤中心低回声区有血供的部位，也可在超声造影引导下穿刺活检；抽吸细胞学检查和切割组织学检查相结合对提高穿刺正确率非常重要；做好穿刺标本处理工作，涂片厚薄均匀、防止细胞破碎、正确固定和切片等。具体注意事项如下。

（1）准确定位：选择最佳穿刺点和进针途径，作多点、多方向穿刺取样，提高穿刺技术。超声不能于肿瘤坏死区域，不易得到有形成分或典型癌细胞；个别病例抽吸负压太大，抽吸物过多冲淡细胞；病理技术人员判断失误，其因素可能为癌细胞不典型或将分化好的癌细胞误认为良性细胞；涂片不当、厚薄不均匀，湿固定不及时造成涂片质量下降（注：涂片在空气中干燥1～3 min即发生细胞变性、皱褶、空泡形成）。

（2）提高穿刺活检的诊断率还要注意：选择合适的穿刺针，提高穿刺技术；改进小标本的处理技术；超声医师应和病理科，临床医师充分配合。

八、临床价值

现代医学影像学技术尤其是高分辨力实时超声仪的应用，在穿刺过程中，不仅能清晰地显示脏器的结构和病变，并能动态监视针尖移动全过程，由于穿刺针沿着固定于穿刺探头的穿刺架穿入，监视器显示穿刺针沿着穿刺引导线进入穿刺目标，这样能选择恰当的穿刺途径，避开穿刺目标附近重要脏器和大血管等结构，极大提高了穿刺的准确性和安全性。超声引导经皮肺穿刺活检可清晰显示针尖位置和穿刺针行径、针道，不伤及正常肺组织，具有实时监视、定位准、引导准确、安全可靠，可防止损伤肺血管、简单易行、迅速，无X线损伤，组织切割速度快，损伤小，所取组织呈长条，不易碎，可满足组织切片和诊断分型的需要，成功率高等优点，可广泛应用于临床，是一种安全可靠的确诊肺部外周占位性病变的方法，对提高早期肺癌确诊率有重要的临床意义。实时监视是超声引导的最大优点，比盲目穿刺要安全得多。可使操作者在操作过程中随时监视针尖与肺部病变关系，极大地缩短操作时间，使整个过程在患者一次屏气时间内完成。局限性是病变的浅表部位不能有含气肺组织，细胞学有一定假阴性，可达5%～10%，对弥漫性间质病的诊断率不高。

影像引导活检对胸内恶性疾病诊断敏感性为70%～100%，组织学联合细胞学阳性率高于单一细胞学。文献报道经皮穿刺肺活检组织学诊断准确性在92%～100%。细针穿刺细胞学诊断的准确性为83%～91%，其中细针穿刺细胞学诊断恶性肿瘤准确性为90%～97%，而良性肿瘤准确性为60%～83%，因此在安全的前提下尽量采用组织学活检方法。超声引导自动活检组织学病理阳性率为92.6%，高于针吸组织学检查阳性率（77.3%～82%）和CT引导自动活检的阳性率（88%～89.5%）。介入性超声对肺边缘实性占位诊断符合率为92.8%，弥补了X线、CT、纤维支气管镜的不足。因为边缘性肺部占位性病变X线、CT、纤维支气管镜诊断有限，CT引导易受X线损伤，复杂，定位差，缺乏实时引导，费用高，限制了其应用。对于接近膈肌的小病变特别有用，因为轻微呼吸活动都影响病灶位置，对隐藏在肋骨后小的外周性病灶，由于肋骨阻挡，CT引导困难且耗时长，这些病变在超声引导下活检则容易得多。通过呼吸运动，使病灶从肋骨后移出，与患者配合，使病灶处于恰当位置时活检；对于危重患者可在床边进行。在超声下病变坏死区常表现为囊性或强回声区，血供少或无血流信号，活检时应选择低回声区或血供丰富区，则阳性率更高，同时彩色多普勒超声的应用，可避开径路上大血管，减少血管损伤。因此，超声引导比其他影像引导具有更大的优越性。有学者对112例因各种影像学检查难以明确诊断的肺部实性占位性病变进行超声引导下经皮穿刺活检，组织学诊断的准确性95%。当病灶含液量大或坏死等取材不满意而病理诊断不清时，应警惕假阴性的发生。

超声引导经皮肺穿刺活检的意义和价值是显而易见的，首先可为临床提供可靠的定性诊断，对临床治疗有决定性的指导价值。外周型肺部肿块因其病变本身形成良好的透声窗，针吸细胞学诊断正确率为87.1%，组织学达91.7%。其次经超声显像诊断与活检病理对照，为超声检查中鉴别肺良、恶性病变提供了较为可靠的依据和宝贵经验。由于超声引导简便、易行、安全可靠，取材满意，能获得理想的病理诊。只要选择合适的适应证和穿刺路径，不仅安全，还弥补了纤维支气管镜的不足，一次取材成功率可达100%。

中央型肺肿瘤定性诊断多靠纤维支气管镜检查，但有时存在困难（不能耐受、年龄过大或取材不满意等影响）。超声引导经皮穿刺中央型肺部肿瘤，穿刺径路上需有实变肺或胸腔积液，有利于超声显示，当肿瘤阻塞段支气管，使肿瘤远侧的肺组织呈无气肺时超声可显示，为超声引导提供了可能。需注意的是穿刺途径应避开大血管、心脏和粗大含气的支气管，通过无气肺和胸腔积液，选择较近的途径，彩色多普勒超声引导更安全，穿刺部位应避开中心坏死区、脓肿区，在肿瘤周边取材，穿刺次数一般1~3针，重视手感和针尖位置。超声显像在肺部肿块穿刺中的作用是确定病灶位置并引导穿刺，术中监测和术后随访复查。

超声引导具有无X线辐射、定位准、操作简短、痛苦小、安全、取材满意等特点，但易受含气肺影响，对超声显示不清晰的肺部占位性病变可行CT引导。

第二节　超声引导经皮胸膜穿刺活检

临床上胸壁、胸膜占位性病变及胸膜增厚的病因常不清，而胸腔积液可见于多种胸膜疾病，结核胸膜炎是常见的良性胸膜病变，肺癌胸膜转移是常见的恶性胸膜病变，良、恶性鉴别比较困难，常用诊断的方法和实验室指标敏感性较低，不能满足临床的需求。原因比较复杂，按病因不同可见于一般炎症、结核、肿瘤、变态反应及心肝肾功能不全等。胸腔积液常规和生化检查是诊断胸膜病变的常用方法，常用于胸腔积液的筛选检查，但部分病例诊断的敏感性和特异性不高。需要胸壁及胸膜穿刺活检明确诊断。胸腔积液检查对一些胸部X线甚至CT都不能早期发现的肺、胸病变提供线索，特别对于癌性胸膜炎意义较大，胸腔积液脱落细胞检查对癌细胞的阳性率一般为50%~60%。对一些不典型者易造成误诊或漏诊，文献报道胸腔积液阳性率在40%~80%。胸膜穿刺活检主要有钩取胸膜、负压切割和自动活检枪活检。胸膜活检操作多由呼吸内科医师非超声引导下完成或是由放射科医师在CT引导下完成，靠盲目穿刺钩取胸膜，其准确性受多种因素影响，胸膜活检取材阳性率不高且有一定的并发症。近年来，随着介入性超声技术在临床的广泛应用，穿刺技术日益完善，超声引导下的胸膜穿刺活检取得了较好效果，越来越受到临床的关注，已逐步应用于临床。

一、适应证

超声可以清晰显示的胸膜病变是超声引导穿刺活检的适应证，需要穿刺的胸膜周围最好有胸腔积液衬托。非外伤性血性胸腔积液原因不明、渗出性胸腔积液原因不明、广泛性胸膜肥厚是临床胸膜穿刺的指征。

（1）影像学检查或其他检查方法无法确定性质胸膜病变，如胸膜增厚伴胸腔积液需明确诊断者或胸壁占位性病变需明确诊断者。

（2）已知病变性质，为进一步治疗提供依据。

（3）临床需对肿瘤、结核、炎症等疾病进行诊断和鉴别诊断者。

二、禁忌证

（1）有严重出血倾向者。

（2）近期内严重呼吸困难、剧烈咳嗽或患者不能合作者。

（3）超声检查无法清晰显示者。

（4）超声可显示部分病变，但受肋骨遮挡，缺乏合适进针入路或无安全路径到达的病变者。

（5）无胸膜增厚或无胸腔积液者。

三、操作方法

器械选择超声诊断仪选择凸阵或线阵探头。为了满足病理诊断的需要，胸壁及胸膜穿刺活检常应用 16～18 G 穿刺活检针。自动活检枪、负压切割针或弹簧切割活检针一只。

术前准备：术前需常规行 X 线或 CT 检查明确病变部位及毗邻关系，检查出凝血时间、凝血酶原时间、血小板等。患者或家属签署知情同意书。

方法：根据患者 X 线或 CT 检查显示的病变部位选择体位，超声扫查明确胸膜增厚或肿物位置以及与周围重要器官结构的关系，CDFI 观察病灶内部及周围血流情况，选择最佳进引入路，避开大血管及正常肺组织，并在体表处标记。常规消毒铺巾，再次确认穿刺点，2% 利多卡因 10 mL 局麻，用尖刀切开皮肤。超声引导下迅速进针至可疑病变部位，缓缓退针至胸膜外，针尖到达病变表面时活检枪快速切割，完成一次穿刺活检，每次多个方向取壁层胸膜 2～3 条。取出的组织一般呈红白两色，近针尖的呈白色为胸膜组织，近针尾的呈红色为肌肉组织，提示穿刺成功。标本应用 10% 甲醛溶液或 95% 酒精固定送病理检查。

注意观察有无气胸、活动性出血等，局部加压包扎，观察无明显不适可返回病房（图 4-9 至图 4-13）。

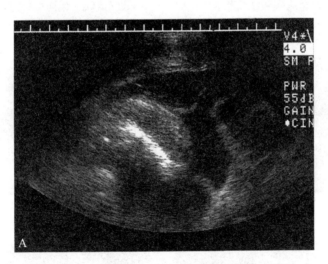

图 4-9A　超声显示局部胸膜增厚伴胸腔积液

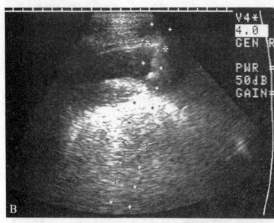

图 4-9B、C 超声引导穿刺活检胸膜

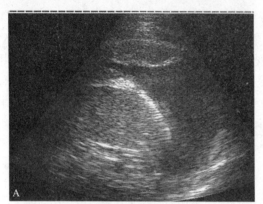

图 4-10A 超声显示胸膜实性结节

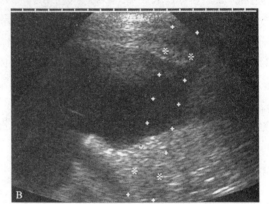

图 4-10B 超声引导穿刺活检胸膜结节，病理证实为胸膜间皮瘤

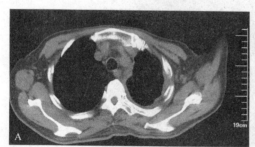

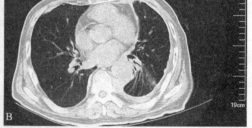

图 4-11A、B CT 显示左侧胸膜增厚伴结节形成

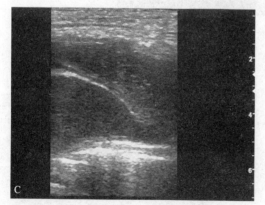

图 4-11C 超声显示局部胸膜增厚

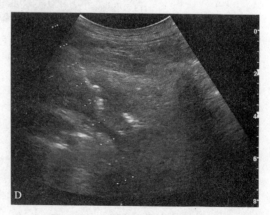

图 4-11D 超声引导穿刺活检

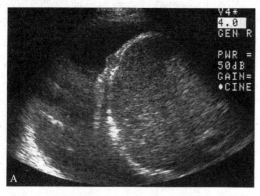
图 4-12A　膈肌上附低回声结节伴大量胸腔积液

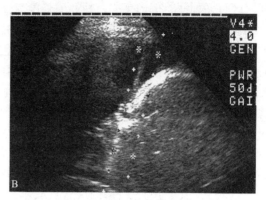
图 4-12B　超声引导穿刺活检，病理证实为转移癌

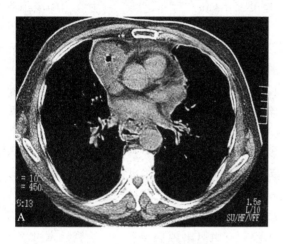
图 4-13A　CT 显示纵隔肿块

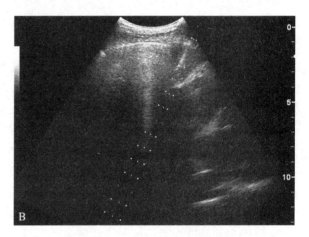
图 4-13B　超声引导穿刺活检

四、并发症

超声引导胸膜及胸壁穿刺活检的并发症主要是气胸，出血及胸膜反应。并发症发生率为 1% ~ 10%，总并发症发生率 6%，低于盲目钩取总并发症发生率 16%。一般无须特殊处理，无严重并发症发生。

（1）气胸：气胸为胸膜穿刺活检的主要并发症，穿刺过程中实时观察针尖位置，掌握进针深度，确定活检针射程不超过胸膜病变部位；穿刺完成后，使穿刺部位处于下垂位，在重力作用下液体向胸膜下积聚，可有效防止气胸。

（2）胸膜损伤：穿刺活检时限制穿过脏层胸膜的次数、穿过胸膜时停止呼吸可以避免过度的胸膜损伤。

（3）胸膜反应：症状轻者，经休息或心理疏导即能自行缓解。对于症状明显如血压降低的患者，给予吸氧及补充 10% 葡萄糖 500 mL。必要时皮下注射 1 : 1 000 肾上腺素 0.3 ~ 0.5 mL，防止休克。

（4）出血：发生率较低，出血量不大，一般无须特殊处理。进针应紧贴肋骨上缘，以减少血管神经的损伤，尤其胸廓畸形或肋间隙狭小的患者，进针应避免损伤血管，局部出血时加压止血能得到控制，

（5）针道肿瘤细胞种植转移罕见。

五、注意事项

（1）活检取材：应选择胸膜增厚的最厚处或有占位性病变部位穿刺，避开液化坏死区，在病变周边、血流较丰富且无大血管穿行部位取材。

（2）多点、多部位取材，第二、三针需要稍改变进针方向，朝上、下或左、右不同方向，避免重复穿刺一个针道。

（3）活检时应避开含气肺组织，若有胸腔积液，可选择局部有胸腔积液处进针。胸腔积液深度 > 2

cm 为宜，这与穿刺针的结构有关，其针槽长度为 2 cm。如果 < 2 cm 进针，针尖可能刺到肺组织，造成气胸或血胸。胸腔积液量少且胸膜病变较小者应注意气胸的发生。

（4）穿刺时注意观察针尖的位置，当针尖位置显示不清或不显示时可侧动探头或轻轻提拉穿刺针确定穿刺针位置，必要时拔出针重新确定穿刺方向再进针较为安全。

（5）当取得的组织块较小，或碎裂，或有凝血块时，不妨涂片做一下细胞学检查，往往有收获，可提高阳性率，减少重复穿刺活检。

（6）取材后的标本立即固定，不能挤压；有条件时胸膜活检标本进行结核菌培养，或抗酸染色，以提高结核性胸膜炎的诊断率。

（7）病理医师水平对阳性率的高低亦具有重要影响。

六、临床价值

正常壁层胸膜紧贴胸壁肌层，呈菲薄半透明状，厚度 < 1 mm，有一定韧性，主要为间皮细胞及纤维结缔组织，超声检查胸壁肌层与壁胸膜无明显分界。当发生病变（胸腔积液、胸膜增厚和占位性病变时），很容易被超声发现，但难以做出病因诊断，即使胸膜明显增厚或呈瘤样肿块时，也只能提示胸膜或胸壁实性占位，对于病变的良、恶性，原发或转移肿瘤均不能定性，因没有特征性形态学改变，无法直接为临床提供有价值的参考依据。为明确病因，简单的方法就是做胸膜活检，只有取到胸膜组织才可能获得病理结果。在胸膜病变处取材，客观反映胸膜本身的病变性质，有着重要的定性意义。胸膜活检临床应用广泛。1955 年 De Francis 等首先报道了使用 Vim-Silverman 针进行胸膜活检。目前穿刺针具和技术不断改进，大大提高了穿刺的准确性和阳性率。胸膜活检阳性率影响因素包括疾病本身、病变局限或肿瘤尚未侵犯壁层胸膜或病变早期病理改变不典型等均有可能出现阴性结果。还与患者来源、病种筛选、穿刺针的种类、活检操作医师的熟练程度以及活检次数、取材标本大小和病理科医师的诊断水平等有关。胸膜病变与胸腔积液并非一致，胸膜病变多局限某一部位或局灶分布；阻塞性炎症，淋巴管、静脉回流受阻引起胸腔积液；部分恶性肿瘤不直接累及胸膜，有时可出现胸腔积液；钩取标本过小，影响病检；盲目活检，未取到增厚具有病变的胸膜组织；取材部位（胸膜组织）准确性等是阳性率不高的原因，应引起注意是有时取到正常胸膜组织，但未取到增厚或病变组织，需结合超声或 CT 寻找，活检增厚或病变胸膜组织，以提高阳性率。自动活检枪的应用，切割组织速度快，损伤小，呈长条状，不易碎，优于盲目钩取。

胸膜活检的主要方法包括超声引导、CT 引导及胸腔镜下胸膜活检或手术活检。CT 设备价格昂贵，不能实时操作，且放射线对术者和患者均有一定伤害；胸腔镜能直视胸膜腔，便于观察病灶大小、形态及分布，取材成功率高，但创伤相对较大，术前需建立人工气胸，不适用于重症患者；超声精确定位对于胸膜活检取材成功率高起到很重要的作用。超声引导下胸膜穿刺活检具有其他影像技术不可比拟的独特优势，超声实时引导，可随时调整进针点、进针方向，穿刺准确性高，阳性率可达到 90%，取出胸膜组织成功率及取材满意率为 100%，阳性率、准确率均高于盲目钩取。并发症少，且超声远、近场分辨力好，利于病变及周围正常结构的显示，能够看到穿刺活检的全过程，近乎在直视下完成操作，准确率高。可以避免周围组织、脏器的损伤，减少严重并发症的发生，对临床诊断及治疗方案的确定有重要参考价值。随着活检枪以及各种型号的弹簧切割针应用，针具不断研制和改进，胸膜活检取材成功率和阳性诊断率逐渐升高，并发症逐渐减少。

超声引导下胸膜活检术是胸部疾病常用的诊断方法，克服了以往取材部位的盲目性，其并发症少，操作简便，易于掌握、痛苦小、花费少，是确诊胸膜疾病的有效检查方法，可在基层医院开展。只要操作者具备专业技能，严格按照操作规程，无菌操作，选择好适应证，就可避免或减少并发症的发生。

附：**临床钩取胸膜方法**

根据影像学资料，穿刺针刺入胸膜腔后，拔出穿刺针，用拇指堵住套管针的外孔，接上 50 mL 注射器并抽出胸腔积液，证明活检针已在胸膜腔内（压力高时有胸腔积液随穿刺针拔出时流出，亦证明在胸膜腔内）；放开拇指，迅速放入钝头钩针调整方向（有嵌槽面为钩针切割面）；将套管连同钝头钩针缓慢后退，遇阻力时将钩针紧紧钩住胸膜并固定，然后将套管推入1cm左右使壁层胸膜切入套管内，然后将套管和钩针一同拉出，取得标本，不同方向重复操作2~3次。

改进胸膜取材的方法是在常规操作基础上，调整方向后（有嵌槽面为钩针切割面），将套管连同钝头钩针缓慢后退，同时使针尾略向切割面反方向倾斜（偏离垂直方向约30°~45°，以便最大限度钩取胸膜），遇阻力时即表示达壁层胸膜，此时以左手固定套管并缓慢推进，右手用钩针紧紧钩住胸膜并向外缓慢退出；阻力消失时退出钩针，左手拇指堵住外孔，套管留于胸壁，此时即可获取胸膜标本（助手协助），重新插入钩针沿不同方向（上、下、左、右）钩取胸膜。

改进胸膜取材的方法阳性率高于常规方法，阳性率可达64%且并发症少，因为斜钩时切割面与胸膜接触面积增大，更利于取得胸膜。

第三节 超声引导化学消融治疗肺癌

肺癌是严重危害人类健康的恶性肿瘤，其发病率和死亡率居各种恶性肿瘤之首，是目前全球死亡率最高的恶性肿瘤，属于最难治的实体瘤之一。在我国已成为第一大癌症，近几年来呈逐年上升的趋势，肺癌早期一般无明显临床症状。肺癌中晚期临床症状有咳嗽、咳痰、咯血或血痰、胸痛、发热、气急、声嘶、呼吸困难以及肿瘤引起的阻塞、压迫和转移的各种症状。肺部肿瘤包括原发性和转移性肺肿瘤。原发性肺肿瘤即原发性支气管肺癌，简称肺癌。肺癌按照解剖学部位分为中央型肺癌和周围型肺癌，中央型肺癌指发生在段支气管至主支气管的癌肿，约占3/4，以鳞状上皮细胞癌和小细胞未分化癌较多见；周围型肺癌指发生在段支气管以下的癌肿，约占1/4，以腺癌较为多见。肺癌按照组织病理学分类可分为非小细胞肺癌和小细胞肺癌，非小细胞肺癌包括鳞癌、腺癌、大细胞癌、鳞腺癌、类癌等，小细胞肺癌包括燕麦细胞型、中间细胞型和复合燕麦细胞型。

手术切除仍是根治肺癌的主要手段，但肺癌的早期诊断较困难，大多数患者确诊时已属中晚期，且因肿瘤常多发或贴近血管，加之患者多为老年人，心肺功能差，失去了手术切除的机会。临床上仅有15%左右的患者适合手术切除达到根治性治疗。传统手术切除创伤大，并发症多，恢复慢，多数年老体弱者不能接受手术治疗。肺癌根治性手术后，由于复发和转移，5年生存率仅4%。而现有的放疗，化疗效果尚不能令人满意，因肺癌病理类型对其不敏感或有骨髓抑制等不良反应而受到限制。肺癌中80%为非小细胞肺癌（鳞癌或腺癌），它对化疗不敏感，以往联合化疗有效率仅30%。肺脏又是恶性肿瘤常见的转移部位，肺部转移目前更缺乏有效的治疗手段。

肺脏是呼吸系统的重要组成部分，其由实质组织和间质组织组成，前者包括支气管树和肺泡，后者包括结缔组织，血管、淋巴管、淋巴结和神经等。肺脏的主要功能是进行气体交换，此外，还协助静脉血回流入心，同时还具有内分泌功能，属于弥散性神经内分泌系统的组成部分之一。肺有两组血管供应，肺循环的动静脉为气体交换的功能血管，体循环的支气管动静脉为气道和脏层胸膜的营养血管。肺与全身各器官的血液及淋巴循环相通，所以其他部位癌肿的癌栓都可以到达肺，引起转移性肺癌；肺部病变亦可向全身播散，如肺癌播散至骨、脑、肝等器官，同样亦可在肺本身发生病灶播散。

肺癌主要由支气管动脉供血，因此支气管动脉灌注化疗栓塞可使肿瘤组织缺血坏死，肿瘤缩小，缓解症状，是治疗中晚期肺癌尤其中央型肺癌广泛采用的方法，近期有效率为50%~70%。研究发现肺动脉主要参与肿瘤边缘供血，锁骨下动脉、颈内动脉、肋间动脉或主动脉弓也参与肺癌供血，而转移性肺癌大多由肺动脉转移而来，因此也应经肺动脉治疗。虽然支气管动脉化疗栓塞可缩小肿瘤，但很难治疗彻底，受操作技术、化疗药敏感性、肿瘤血供不丰富、多支动脉供血或伴侧支循环、有远处转移等因素影响，支气管动脉灌注化疗栓塞疗效受限。加之该技术可造成最严重的脊髓损伤（支气管动脉与脊髓动脉共干）及全身不良反应等并发症的发生，给肺癌治疗带来困难。故人们不断探索新的治疗方法——间质介入治疗。采用局部介入治疗方法可缓解症状，控制肿瘤发展，近几年日益受到重视。

超声引导经皮穿刺治疗肺癌原则：超声能显示的周围型肺癌或发生实变的中央型肺癌；术前穿刺明确病理学诊断；确定正确的疗效判断方法；合理选择适应证；综合治疗重要性。

一、超声引导经皮穿刺无水酒精消融治疗肺癌

（一）无水酒精治疗肺癌机制

无水酒精使肺癌组织细胞脱水，发生凝固性坏死，造成组织硬化和纤维化，达到"内切除"肿瘤的目的。进入肿瘤血管无水酒精可引起肿瘤血管内皮细胞坏死和血小板聚集，血管闭塞，进一步引起肿瘤缺血；破坏细胞的蛋白质、核酸等大分子物质及恶性肿瘤细胞产生的大分子活性物质（如肿瘤血管生长因子等）。治疗后肿瘤周围 1 ~ 2 cm 区域内肺泡壁发生严重变性、坏死、纤维化，血栓形成和炎症发生。

（二）适应证

（1）超声能显示的周围型肺癌。
（2）中晚期肺癌的治疗有其他禁忌证不能手术或不愿手术者。
（3）肿瘤大小以小于 5 cm 为宜，大于 5 cm 可减瘤。
（4）患者心肺功能良好，无严重出血倾向。中央型肺癌可在 CT 引导下完成。

（三）禁忌证

（1）超声无法显示的肺癌。
（2）受骨骼影响缺乏进针路线。
（3）肺结核、空洞、肺气肿、肺大疱、肺部感染。
（4）有严重衰竭、急性感染患者。
（5）严重的心肺功能障碍。
（6）凝血功能障碍，严重出血倾向。

特殊部位如靠近心脏、大血管者应慎重。主要禁忌证为超声不能显示的肺部肿瘤、巨大肺癌或弥漫性肺癌、严重心肺功能障碍、肺部感染和凝血功能障碍者。

（四）操作方法

常用药物无水酒精或 95% 酒精。

术前检查明确诊断，诊断困难者穿刺活检进行病理学诊断。CT、MRI、超声检查确定肿瘤位置，选择距离肿瘤最近且避开骨骼的胸壁为穿刺点，注意避开肺叶间裂、肺大疱。常规消毒、铺巾，2% 利多卡因局麻后，超声引导下 21 G 或 18 G PTC 针穿刺肺肿瘤达底部，拔出针尖，注入无水酒精，边旋转边退针，注入无水酒精使酒精均匀分布到整个瘤体。有人认为在局麻后，胸膜下先注入 5 ~ 10 mL 生理盐水，使胸膜下形成局灶肺水肿，可防止或减少气胸发生（图 4-14 至图 4-16）。

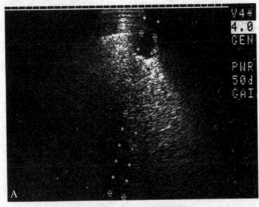

图 4-14A 超声引导穿刺
周围型肺癌（1.5 cm×1.5 cm）

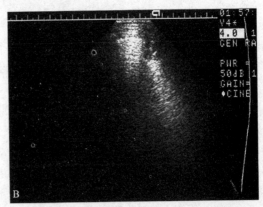

图 4-14B 超声引导穿刺注入无水酒精

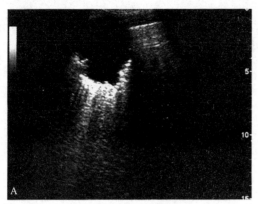
图 4-15A　周围型肺癌呈低回声 3.5 cm×3 cm

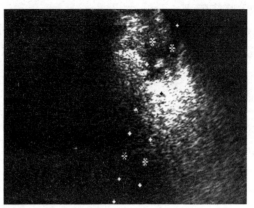
图 4-15B　超声引导多点穿刺注入无水酒精

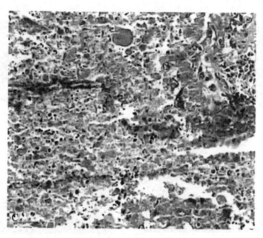
图 4-15C　治疗后再次活检，肿瘤完全坏死

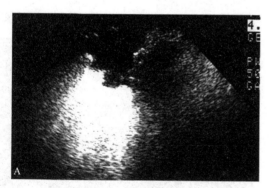
图 4-16A　周围型肺癌，
形态不规则，4 cm×5 cm

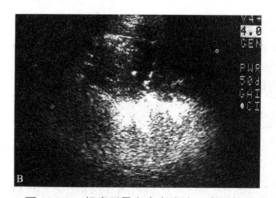
图 4-16B　超声引导多点多次注无水酒精

注入无水酒精量视肿瘤大小而定，每周 1~2 次，注入量参照 PEI 治疗肝癌公式 $v = 4/3\pi(r+0.5)^3$，每次注入 4~20 mL，一次注入量不宜过大，注意并发症发生。

（五）主要并发症

包括酒精反应、发热、呛咳、痰中带血、胸痛、少量气胸等。

无水酒精刺激性强，注入中如渗入支气管可引起咳嗽，甚至出现支气管痉挛。操作时如出现呛咳应停止注射或针尖移动再试推注一次。

（六）临床特点

操作简单，创伤小，有效，不良反应少，费用低，对失去手术机会或全身化疗、放疗不能耐受或不能接受放、化疗患者是一种替代治疗手段。总有效率可达 60% ~ 75%。

二、超声引导经皮穿刺化疗治疗肺癌

（一）常用药物

卡铂+生理盐水 8 ~ 10 mL。

鳞癌：卡铂+多柔比星+丝裂霉素。

腺癌：卡铂+多柔比星+丝裂霉素或 5-FU。

小细胞癌：卡铂+多柔比星+依托泊苷。

（二）适应证、禁忌证和方法

同无水酒精治疗（图 4-17、图 4-18）。

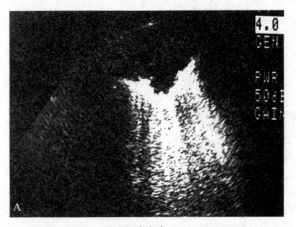

图 4-17A　周围型肺癌 3 cm×4 cm

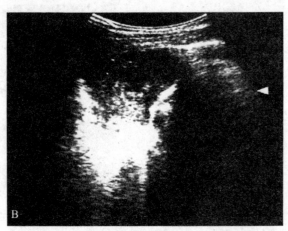

图 4-17B　超声引导穿刺注入化疗药物后

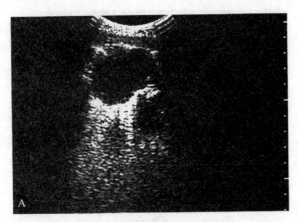

图 4-18A　周围型肺癌 4.5cm×5cm

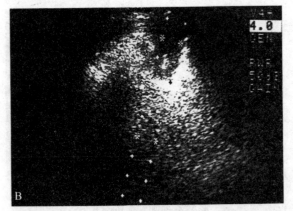

图 4-18B　超声引导局部多点注入化疗药物后，肿块缩小，再次活检肿瘤坏死

（三）不良反应及并发症

主要为痰中带血、胸痛、化疗反应、气胸等。

（四）临床价值

超声引导经皮穿刺肺癌内注入化疗药物，肿瘤内化疗药物浓度数倍或百倍于静脉给药浓度，对肿瘤杀伤作用大，对正常组织损伤小，降低了全身不良反应，优于单纯静脉给药，可改善患者生活质量，延长寿命。对于大的肿瘤灭活治疗后，把杀死的肿瘤作为一个库，把化疗药物注射到坏死的肿瘤里边去，药物会缓慢释放，少量的药物在局部发挥更大的作用，不良反应低，药物会沿着周围的淋巴管到附近的淋巴结发挥作用。有效率达50%～70%。与无水酒精比较，痛苦小、易接受，并发症少，为中晚期肺癌治疗提供安全、有效简单的治疗方法。目前主张局部注入化疗药物或无水酒精联合支气管动脉化疗栓塞治疗，疗效更佳。总有效率可达到83.8%。局部注射酒精、化疗药虽可杀死肿瘤，对小于3 cm疗效肯定，但由于受间质影响，药物很难均匀分布到整个肿瘤，影响疗效，故人们不断探索新的治疗方法。

第五章 颅内血管疾病的超声诊断

第一节 颅内血管超声总论

脑血管疾病是由各种血管源性病因引起的脑部疾病的总称，是神经内科临床最常见的疾病，其主要病因：动脉粥样硬化、心源性栓塞、炎症感染、血液病和糖尿病等导致的颅内外血管狭窄，部分是由于颅内血管本身发育异常、创伤、肿瘤等。临床中以动脉粥样硬化性脑梗死更为常见，尤其在中国和亚洲人群以颅内动脉粥样硬化为主。随着诊疗技术的进步，TCD 和 TCCS 对颅内血管疾病的诊断具有重要的意义，它是利用人类颅骨自然薄弱部位作为检测声窗（如颞骨鳞部、枕骨大孔、眼眶），对颅底动脉血流动力学进行评价的一种无创性检查方法。

一、TCD 或 TCCS 适应证

脑动脉狭窄和闭塞、颈动脉狭窄和闭塞、脑血管痉挛、脑血管畸形、颅内压增高、脑死亡、脑血流微栓子监测、颈动脉内膜剥脱术中监测和冠状动脉搭桥术中监测等。

二、禁忌证和局限性

TCD 常规检测通常无禁忌证。但是在经眼眶探测时必须减低探头发射功率（采用功率 5% ~ 10%）。当患者出现意识不清或不配合，以及检测声窗穿透不良，影响检测结果准确性情况时，检查存在一定的局限性。

三、操作方法和程序

（一）探头频率选择

颅内动脉探测采用 1.6 ~ 2.0 MHz 的脉冲波多普勒探头，颅外段颈动脉探测采用 4.0 ~ 8.0 MHz 连续波多普勒探头（图 5-1）。若选择 1.6 MHz 或 2.0 MHz 的脉冲波多普勒探头检查颅外段颈动脉时，应降低探头发射功率和检测深度，通常功率为 5% ~ 10%，最初检测深度为 20 ~ 25 mm。

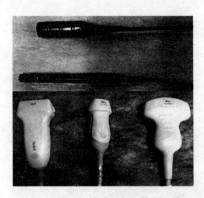

图 5-1　各种常见不同频率脉冲波多普勒常用探头

（二）探测部位和探及的颅内血管

1. 颞窗

位于颧弓上方，眼眶外侧缘到耳前间的区域，一般在耳前 1～5 cm 颞鳞范围内，又将这一区域划分为前、中、后 3 个区域，称为颞前、颞中和颞后窗，通常后窗是检测大脑半球动脉的最佳选择，易于声波穿透颅骨及多普勒探头检测角度的调整，通过颞窗分别检测 MCA、大脑前动脉（anterior cerebral artery，ACA）、大脑后动脉（posterior cerebral artery，PCA）和颈内动脉末段（terminal internal carotid artery，TICA），并可通过压迫颈总动脉判断前交通动脉（anterior communicating artery，AcoA）和后交通动脉（posterir communicating artery，PCoA）的发育情况（图 5-2）。

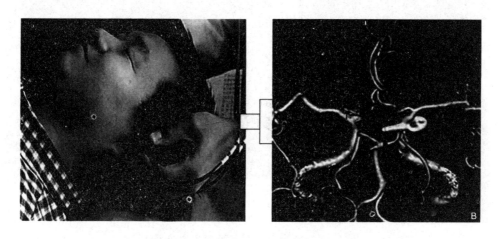

图 5-2 TCD 通过颞窗及可探测的血管

A. 多普勒超声探测颞窗的部位及手法；B. 多普勒超声从颞窗可探测到的颅内血管：ACA、MCA、PCA 和 ICAT。当压迫一侧颈总动脉，也呵探及 ACoA 和 PCoA

2. 眼窗

探头置于闭合的眼睑上，声波发射功率降至 5%～10%，通过眼窗可以检测眼动脉（ophthalmic arterY，OA）和颈内动脉虹吸部（carotid siphon，CS），在颞窗信号不好时可检测对侧 ACA 和 MCA；CS 包括海绵窦段、膝段和床突上段（图 5-3）。

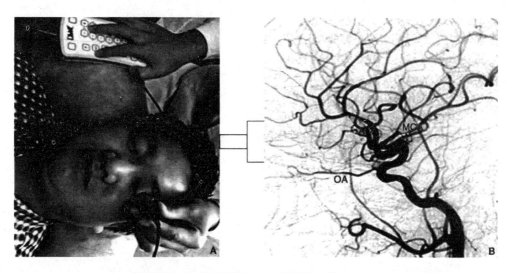

图 5-3 TCD 通过眼窗及可探测的血管

A. 多普勒超声探测眼窗的部位及手法；R. 多普勒超声从眼窗可探测到的颅内血管为 OA 和 CS；当颞窗不佳时也可探测对侧 ACA 和 MCA

3. 枕窗

探头置于枕骨粗隆下方，发际上1cm左右，枕骨大孔中央或旁枕骨大孔，通过枕窗检测双侧椎动脉（vertbral artery，VA）、小脑后下动脉（posterior inferior cerebella artery，PICA）和基底动脉（basilar artery，BA）（图5-4）。

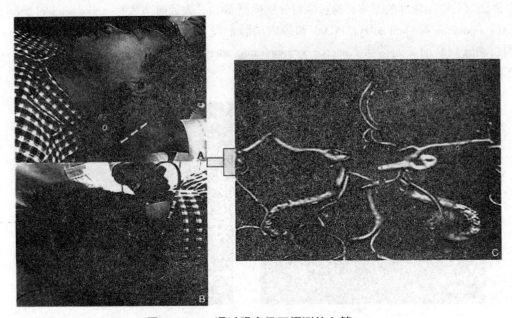

图 5-4　TCD 通过眼窗及可探测的血管

A. 多普勒超声探测的部位及手法；B. 多普勒超声从枕窗可探测到的颅内血管，VA、PICA 和 BA。

4. 下颌下窗

检查时探头置于胸锁乳突肌内侧缘或轻压胸锁乳突肌上，通常可以感觉到颈总动脉明显的搏动，探头沿颈部向上移动抵在下颌下角的部位为下颌下窗，此部位是检测颈内动脉颅外段和颈外动脉的部位，探头朝下置于锁骨上窝，可获得锁骨下动脉和椎动脉起始部的血流信号，但由于走行变异较大，椎动脉起始部的检测往往较为困难，容易造成漏诊。

（三）检测内容

1. 取样深度

颅内动脉的解剖结构决定了血管的不同检测深度。

2. 血流速度

通常血流速度的计量单位为 cm/s，包括峰值流速（peak velocity 或 systolic velocity，Vs）、平均血流速度（mean velocity，Vm）、舒张末期流速（end of diastolic velocity，Vd）。

3. 血流方向

血流方向是判断颅内动脉血流动力学正常与否的重要技术指标之一，通常根据红细胞运动方向与探头之间的关系确定，朝向探头为正向，频谱位于基线上方；背离探头为负向，频谱位于基线下方；当多普勒取样容积位于血管分支处或血管走向弯曲时，可以检测到双向血流频谱。

4. PI 和 RI

是评价颅内动脉弹性和血管阻力及脑血流灌注状态高低的指标，常规 TCD 检测结果分析以 PI 指数更为准确，正常颅内动脉的 PI 值为 0.65～1.10。

5. 颈动脉压迫试验

实施该项检查时，注意压迫颈动脉的位置，应在锁骨上窝水平颈总动脉的近段，不要在甲状软骨水平，避免压迫颈动脉球部，引起不良反应，因为颈动脉球部是压力感受器的所在位置，同时也是动脉硬化斑块的好发部位，应避免压迫瞬间发生异常或斑块脱落；通过颈动脉压迫试验可以鉴别所检查的动脉和颅内动脉侧支循环的功能状态。

6. 血流频谱形态

血流频谱形态反映血液在血管内流动的状态，正常情况下血液在血管内流动呈规律的层流状态，处于血管中央的红细胞流动最快，周边逐渐减慢；正常TCD频谱周边显示为明亮的（如红色或粉黄色）色彩以表明流速高的细胞运动状态，中间接近基线水平为相对低流速状态，显示为蓝色"频窗"的规律层流频谱（图5-5）。

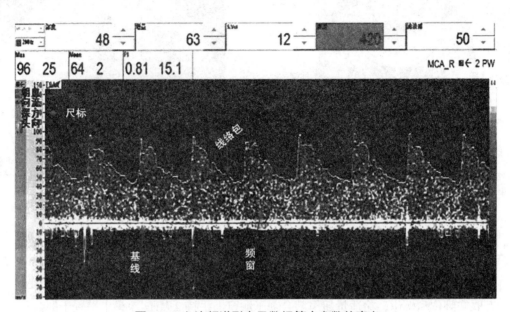

图 5-5　血流频谱形态及数据箱内参数的意义
Mean：平均血流速度；SVol：取样容积；max：收缩期峰值血流速度；PI：搏动指数

（四）检测技术

不同血管需采用不同检测声窗、不同取样深度，根据需要调整探头，以清晰显示所检测血管，其中MCA较为平直，两侧大脑中动脉并无差别，变异相对较少，TCD和TCCS对MCA病变的诊断准确性更高，因此，本章首先介绍多普勒超声对大脑中动脉的检查和诊断，并依次介绍对颅内其他动脉疾病的检查和诊断：

第二节　大脑中动脉

一、解剖

MCA是颈内动脉两个终末支中较大的分支，是TICA（C_7）的最终延续，其主干平均长度16.2 mm（5～24 mm），直径为2.7 mm（1.5～3.5 mm），8%的人群其MCA主干长度 < 10 mm，34%的人群其主干长度为11～15 mm，42%为16～24 mm，> 20 mm者占16%；两侧MCA并无差别，变异相对较少，是动脉粥样硬化、颅内动脉瘤和动静脉畸形好发部位，MCA狭窄可以发生在起始到远端任何部位，动脉瘤和动静脉畸形容易发生在M_1段分叉处。

根据解剖学位置不同，MCA可分为5段（M_1～M_5段）（图5-6 A和B）。M_1为眶后段（水平段），M_2为岛叶段（回旋段），M_3为岛盖段（外侧裂段），M_4、M_5为皮质支（终末段）；M_1段从其颈内动脉分叉部起点延伸至侧裂，包含两部分，分叉前段和分叉后段，分叉前段呈相对平直横行，但在新生儿和年幼的患者M_1段的位置可偏高，而在老年人常呈明显的波浪形或向下斜的曲线，M_1段及其分支在前后位和颏顶位显示很清楚,而在侧位上不易看到。通常被分为上下两干,栓子经常会在分叉处滞留。M_2 段通常在 M_1 段分叉以后发出,始于 MCA 在岛叶明显上转形成膝部处,上行于岛叶上方时向内侧凸,呈 U 形。M_2 段远侧在前后投影上转为水平,即称为 M_3 段,又称为岛盖段。M_3 段延伸至侧凸,止于 M_4 和 M_5 段,也称皮质段,M_3、M_4、M_5 段的栓塞易造成神经功能缺损。

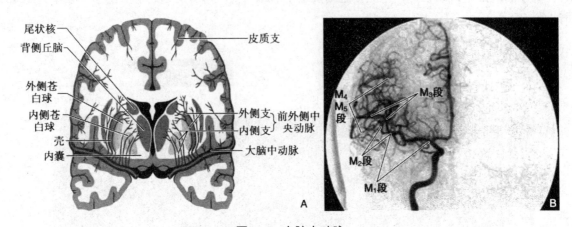

图 5-6 大脑中动脉
A. 双侧 MCA 大体解剖图;B. 右侧 MCA 脑血管造影正位

二、TCD 和 TCCS 对 MCA 的检查方法

(一) TCD 检测方法

被检查者取仰卧位和坐位,涂适量超声耦合剂于颞窗,手持 2 MHz 探头水平置于颞窗,方向指向对侧,稍加压力于探头,在深度 40~65 mm 范围内检测到血流方向朝向探头的血管即是 MCA。MCA 从 TICA 延伸后,由脑深部(MCA 起始部)向脑表浅(MCA 远端)的颞部水平走行,因此,由颞窗探测到同侧 MCA 的血流方向一定朝向探头。探头角度水平位稍向前,检查老年人时探头尽量置于靠近耳缘的后颞窗而角度超前倾斜—检测的方法可以从 MCA 中间部位开始往近端及(或)远端检查,机器设定深度值通常在 52~56 mm,检测到完整的 MCA 血流信号后将检测的深度逐渐变浅,一般到 44~40 mm 分叉处,会出现两个方向的血流信号,然后将深度继续变浅直至不能检测到明显的血流信号为止,通常可抵达 38~40 mm,某些患者甚至可以浅至 30 mm,接着将检测深度返回最初深度,再逐渐加深,在深度抵达 55~70 mm 时出现血流方向与之相反的另一条血管 ACA,此时已达 MCA 起始部位,直至将 MCA 主干全长检查完毕。

(二) TCD 对 MCA 识别确认试验

压迫同侧颈总动脉时 MCA 血流速度下降。当 PCA 起源于同侧颈内动脉时,压同侧颈总动脉时 PCA 血流速度亦下降,此时鉴别两血管的主要依据为检测的角度,检测 PCA 时探头角度明显朝向后枕部。

(三) TCD 识别与鉴别相邻血管

需要鉴别的主要有 PCA 和 TICA,经颞窗检测探测深度至 60~70 mm,可见到方向朝向探头的血管有 MCA、TICA 和 PCA-P1。检测 PCA 时探头方向朝向后枕部,压同侧颈总动脉后多数情况下血流速度不变或增高(非胚胎型大脑后动脉),可与 MCA 鉴别。经颞窗在深度 55~65 mm 处可以检测到 ACA,由于 ACA 血流方向(背离探头)与 MCA 相反,因此,在无病理性侧支循环开放的情况下,根据不同血流方向即可鉴别:如果 NCA 血流方向与 MCA 相同提示同侧 ICA 严重狭窄或闭塞并前交通动脉开放。在同侧颞窗不能获得 MCA 血流信号时,可试从对侧颞窗探查,此时,检测深度超过 85 mm,血流方向背向探头。

(四) TCCS 对 MCA 的检查方法

(1) 先后嘱患者左、右侧卧位,先将探头放于耳郭前上方的颞骨区域,为找到良好的声窗,在颞骨前、中、后三窗间反复滑动探头，以清晰显示脑实质的中线结构和中脑结构（近似于"蝴蝶形"）为标准。

（2）启用彩色多普勒功能，调节取样框的位置、大小，同时调整彩色标尺、彩色增益到适宜水平，使颅底 Willis 环的主要血管特别是 MCA 清晰显示（图 5-7A）。

（3）此时 MCA 和 PCA 交通前段正常应显示为红色，ACA 交通前、后段及 PCA 交通后段正常应显示为蓝色。正常 MCA 的血流频谱形态近似于一直角三角形，在一个完整的心动周期中顺序出现 S_1 峰（收缩早期）、S_2 峰（重搏波）及 D 峰（舒张早期），构成了我们工作中常说的"三峰两谷"频谱（图 5-7B）。

（4）完成上述操作后即可清晰显示 MCA 及其分支血管，观察 MCA 的形态、走行、方向及有无血流束变细甚至中断。

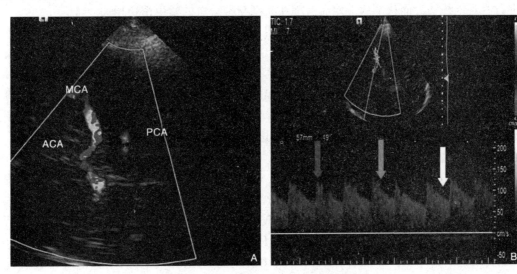

图 5-7　TCCD 评估 Willis 环结构和 MCA

A. TCCD 显示 MCA 及 Willis 环结构；B.MCA 血流频谱，红色箭头 S_1 峰（收缩早期）、蓝色箭头 S_2 峰（重搏波）及黄色箭头 D 峰（舒张早期）

（5）随后启用频谱多普勒功能，尽量使取样线与彩色血流束平行，或调整取样角度，应 < 600，在 MCA 上顺序、逐点采集血流频谱，特别是血流束局限性变细处，冻结图像之后记录彩色血流束、声频和频谱形态的改变，手动测量 PSV（收缩期峰值流速）EDV（舒张期流速），计算机根据 PSV、EDV 自动计算出平均血流速度，之后存盘，检查结束。

三、MCA 狭窄 TCD 和 TCCS 诊断

MCA 狭窄或闭塞是亚洲人缺血性脑血管病的主要原因，造成 MCA 狭窄或闭塞的原因很多，最常见的为动脉粥样硬化，少见的有烟雾病，放疗引起的动脉狭窄，免疫或其他原因引起的颅内动脉炎等。中国人动脉粥样硬化性血管狭窄或闭塞造成的卒中占缺血性脑血管病的 35% 左右。如何早期对 MCA 病变进行准确、全面的评价，直接影响治疗决策的选择。近年来，TCD 技术有了进一步发展，不仅可作为颅内动脉狭窄或慢性闭塞性病变的筛查和诊断方法，还可针对颅内动脉侧支循环的建立、脑动脉自动调节功能、不同治疗手段对 MCA 狭窄或闭塞性病变的颅内动脉血流动力学变化的影响进行评估。除烟雾病患者可检测到某些特殊的 TCD 表现外（本书其他章节详细介绍），其他不同原因引起的动脉狭窄或闭塞在 TCD 上不能鉴别。

TCCS 是在 TCD 的基础上，经颅多普勒的进一步发展，TCCS 采用低频探头，实时显示脑实质结构的二维灰阶图像，同时将彩色多普勒血流显像及频谱多普勒融合在一起，可以做到无创性评价颅骨、脑组织和颅内血管的构成及关系，并可以通过管腔内显示的彩色信号，判断血管的位置、走行、形态和血流方向，还能直接显示颅底主要血管血流动力学参数，敏感、准确和实时地反映脑血管的动态功能状态。

TCCS 较传统 TCD 的优势在于，观察到脑血管二维图像的同时，还能测量出更加准确和真实的血流速度。

（一）TCD 和 TCCS 检测 MCA 狭窄的量化标准及准确性

MCA 血管变异最小，走行较直，因此，在熟练掌握操作技术和严格掌握诊断标准的情况下，出现 MCA 狭窄漏诊和误诊的机会最小。关于 TCD 对 MCA 狭窄病变的检测，国内外缺乏统一标准，而且已有的诊断标准多以狭窄率 < 50% 或 > 50% 作为检测病变程度的界定标准。Navarro 等选择了 1982—2005 年间，以 DSA 为参考标准，探讨应用 TCD 诊断 MCA 狭窄率 ≥ 50% 准确性的不同研究，进行综合分析，结果表明以 MCA 平均血流速度 ≥ 80 cm/s 为界值，诊断 MCA 狭窄的敏感性和特异性，分别为 92% 和 92.2%，阳性预测值 88%，阴性预测值为 98%。若以平均血流速度 ≥ 100 cm/s 为界值，则诊断 MCA 狭窄的敏感性和特异性分别为 100% 和 97%，阳性预测值和阴性预测值为 100%。但这些研究的不足之处，在于没有对 MCA 狭窄率 > 50% 的患者进行进一步分类、分级诊断，特别是没有对狭窄段与狭窄远段流速的比值进行客观地评估，而狭窄远端地血流灌注状态与脑缺血的发生密切相关。

2003 年，国内有研究者以 MRA 为参考标准，通过分析 146 例应用 TCD 检测 MCA 狭窄结果与 MRA 检测结果的一致性。提出 MCA 不同程度狭窄的 TCD 诊断参考标准为：收缩期峰值流速（Peak Systolic Velocity, PSV）< 140 cm/s 为轻度狭窄，140 cm/s ≤ PSV ≤ 180 cm/s 为中度狭窄，PSV > 180 cm/s 为重度狭窄。此研究的局限性在于 MRA 非金标准，而 MRA 存在高估狭窄率的情况，因而可能影响 TCD 诊断 MCA 狭窄界值的选择。此外，上述研究仅以 PSV 单一参数作为评价 MCA 狭窄的指标，未对其他血流动力学参数及多项参数联合诊断 MCA 狭窄的准确性进行综合分析。

孟秀峰等撰写的"经颅多普勒超声诊断大脑中动脉狭窄准确性的研究"文章，该研究以 DSA 为参考标准，探讨 TCD 对不同程度 MCA 狭窄诊断的准确性：比较客观地提出了 MCA 不同狭窄程度的诊断标准（PSVst、MFVst 为狭窄段血流参数；PSVpro、PSVdis 分别为狭窄近端、狭窄远段血流参数）：①以 140 cm/s ≤ PSVst < 180 cm/s 和 90 cm/s ≤ MFVst < 120 cm/s 作为诊断 MCA 轻度狭窄的界值时，准确率分别为 87.3% 和 84.7%。②以 180 cm/s ≤ PSVst < 220 cm/s、120 cm/s ≤ MFVst < 150 cm/s，2.0 ≤ PSVst/PSVdis < 3.0、1.8 ≤ PSVst/PSVpro < 2.0 作为诊断 MCA 中度狭窄界值时，准确性依次为 89.0%、87.7%、87.7%、58.7%；③ PSVst ≥ 220 cm/s、MFVst ≥ 150 cm/s、PSVst/PSVdis > 3.0 及 PSVst/PSVpro > 2.0 作为 MCA 重度狭窄诊断界值时，诊断准确率分别为 88.0%、87.4%、88.9% 及 83.9%。④联合 PSVst > 220 cm/s 与 PSVst/PSVdis > 3.0 诊断 MCA 重度狭窄，可提高诊断的特异性至 92.3%，该研究也存在一定的局限性，入组患者重度狭窄患者的比率（42.6%）相对高于轻度狭窄（11.7%）和中度狭窄患者（13.6%），可能影响诊断界值分界点的划分。

TCCS 在脑血管疾病的诊断和治疗中是一项重要的检查技术，它便捷、无创、快速、准确性高，可重复性强。但最大的局限性是颞窗对超声能量的吸收、衰减程度较高，可达到 60% ~ 80%，老年及女性患者为著，因而接近 16% ~ 20% 的患者无法成功地进行探测。Martin 等人应用 TCCS 对 MCA 的探测成功率超过了 84%。Baumgartner RW 研究显示，TCCS 评价颅内动脉狭窄的特异度（99% ~ 100%）及敏感度（94% ~ 100%）都很高，在评价 MCA 闭塞的特异度达 98% ~ 100%、敏感度达 93% ~ 100%。王敏忠研究证实 TCCS 对 MCA 狭窄有很高的敏感性和特异性，尤其是对 M_1 段狭窄的检出率更为显著，而 M_1 段的狭窄又占 MCA 狭窄的 80% 以上，所以认为 TCCS 诊断 MCA 狭窄具有很高的准确性，又因其具有无创、无辐射和可重复性强等优势，在血管造影检查之前，可很好地对血管进行初筛。Kimura K 等人发现：PSV > 180 cm/s 流速值可以提示 MCA 主干的显著狭窄。Tang SC 等提出狭窄处流速增快，若同时伴有其近段或远段流速减慢就可以提高诊断 MCA 重度狭窄的敏感性，国内文献用 TCCS 对颅内动脉探查和分级标准较少。

（二）MCA 狭窄 TCD 和 TCCS 的诊断原则和标准

TCD 在一定程度上可以判断血管狭窄严重性，以下为根据以往研究和作者经验所得出 MCA 狭窄诊断的原则和标准（表 5-1）。

MCA 狭窄 TCD 的诊断原则或标准：①血流速度增快，尤其是局限性血流速度增快；②血流频谱紊乱（频窗消失、涡流伴杂音）。

表 5-1　MCA 狭窄程度 TCD 诊断标准

MCA 狭窄程度	PSV(Vs)	MV(Vm)	PSV₁/PSV₂	频谱改变
轻度（<50%）	≥140，<180	≥90，<120	—	频谱无明显改变
中度（50%~69%）	≥180，频谱改变<220	≥120，<150	≥2，<3	频窗填充，低调杂音
重度（70%~99%）	≥220	≥150	≥3	低或高调高强度杂音

TCCS 评价 MCA 狭窄程度的标准，虽然国内外文献有所报道，但至今国际上还没有统一的标准，特别是以中国大陆人群为研究对象的研究甚少，Baumgartner 总结 TCCS 诊断 MCA 狭窄的标准：①狭窄处出现"混叠现象"，即出现红蓝相间的异常彩色血流信号；②色彩异常处 PSV 大于正常值两个标准差以上；③狭窄中心部的 PSV 值均高于狭窄前、狭窄后的 PSV 值，且差值在 30 cm/s 以上；④频谱多普勒显示如频窗充填等湍流征象。

（三）MCA 狭窄 TCD 诊断实例

1. 轻度狭窄

当脑血管造影显示血管狭窄 10%~30% 时，常不引起血流动力学改变，暂不能被 TCD 检测到；当血管狭窄 30%~50% 时可表现为局部血流速度轻度增快，但平均血流速度常 ≥90 cm/s，<120 cm/s，收缩期峰值血流速度常 <180 cm/s，左右两侧血流速度不对称，频谱形态和频声常无明显异常，影像学 CTA、MRA 和 DSA 表现为病变局部显影淡，管腔变窄（图 5-8）。

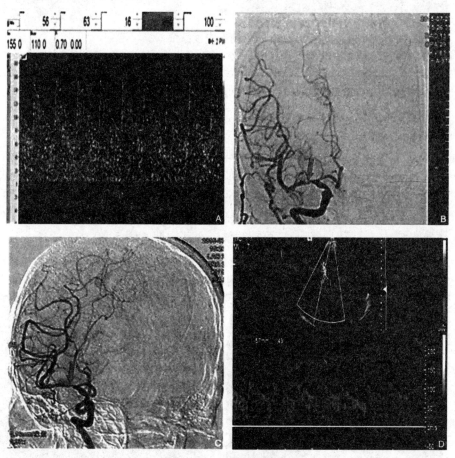

图 5-8　MCA 轻度狭窄

患者，男，55 岁，因"间断性头痛 20 余年"入院，诊断无先兆偏头痛。既往有糖尿病史和高血压史。A. 门诊检查 TCD 左侧颞窗探测深度 56 mm 时收缩期血流峰值 155 cm/s，平均血流速度 110 cm/s，搏动指数 0.7；B、C. 脑血管造影小同角度显示左侧 MCA M₁ 段轻度狭窄，狭窄率约 40%；D. 在 TCCD 检查时 MCA 流速增快，诊断轻度狭窄

2. 中度狭窄

狭窄程度达 50%～69%，表现为局部血流速度显著增快，收缩期峰值血流速度超过 180 cm/s，但不超过 220 cm/s，平均血流速度超过 120 cm/s，但不超过 150 cm/s，狭窄段收缩期峰值血流速度与狭窄近段收缩期血流峰值比例≥2 而 <3，两侧大脑半球血流速度明显不对称，多普勒频谱信号出现血流紊乱，频窗消失，可出现涡流或湍流频谱，但多位于收缩早期，持续时间较短，并且出现音频粗糙，层流状态柔和乐音消失（图 5-9）。

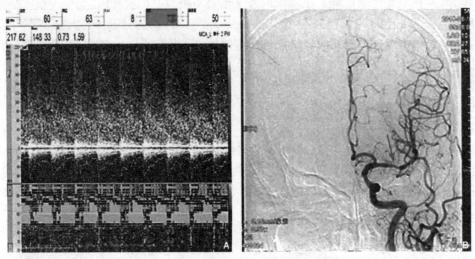

图 5-9 MCA 中度狭窄

患者，女，74 岁，因"发作性言语不利 1 周"门诊入院，诊断短暂性脑缺血发作。既往有糖尿病史和高血压史。A. TCD 左侧颞窗探测深度 60 mm 时收缩期血流峰值 217.62 cm/s，平均血流速度 148.33 cm/s，搏动指数 0.73；B. 脑血管造影显示左侧大脑中动脉 M1 段中度狭窄，狭窄率约 60%（箭头）

3. 重度狭窄

当狭窄程度达 70%～95% 时，可表现为局部血流速度显著增快，收缩期血流峰值 >220 cm/s，平均血流速度 >140 cm/s；当狭窄超过 90%，收缩期血流峰值速度 >300 cm/s，平均血流速度 >200 cm/s，狭窄远端出现低搏动性血流，即狭窄远端血管血流速度下降，狭窄段收缩期峰值血流速度与狭窄近段收缩期血流峰值比例 >3，PI 减低，两侧血流速度显著不对称，狭窄局部出现血流紊乱更加严重，表现为涡流或湍流信号强度增强，持续时间延长，可持续整个心动周期（图 5-10）。

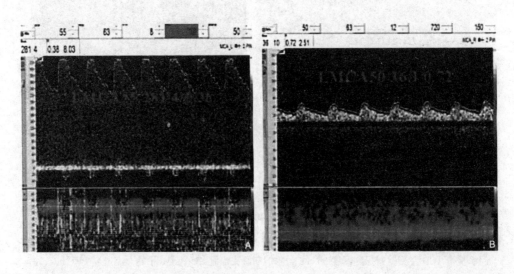

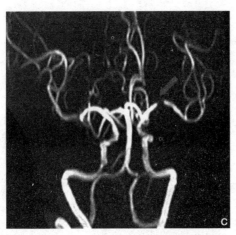
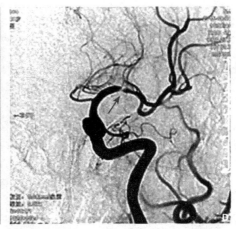

图 5-10 MCA 重度狭窄

患者，女，59 岁，因 "发作性右侧肢体无力 20 天" 门诊入院，诊断 TIA 颈内动脉系统。既往高血压史 20 年。A. TCD 左侧颞窗探测深度 55 mm 时收缩期血流峰值 330 cm/s，平均血流速度 281.4 cm/s；B. 左侧颞窗探测深度 50 mm 时收缩期血流峰值 50 cm/s，平均血流速度 36 cm/s，提示狭窄远端血流减低，低搏动改变；C. 头颅 MRA 显示左侧 MCA M_1 段局限性变窄，存在部分扩大效应显示狭窄较重（蓝色箭头）；D. 脑血管造影显示左侧 MCA M_1 段重度狭窄，狭窄率约 90%（蓝色箭头）

声频更加粗糙，甚至可闻及收缩期鸥鸣音。当血管狭窄程度超过 95% 或接近闭塞时，由于狭窄局部血流紊乱严重，单位时间内通过狭窄处的红细胞数量较少，此时 TCD 难以检测到真正高流速的红细胞，但血流频谱紊乱严重，分不清收缩期与舒张期血流，无法对血流速度进行测量，只能看到紊乱的涡流或湍流，听到紊乱的声频。

四、MCA 闭塞 TCD 诊断

（一）急性 MCA 闭塞 TCD 诊断

急性 MCA 闭塞在所有颅内血管闭塞诊断中最容易，急性 MCA 闭塞通常有临床症状，因此在提供临床病史情况下，经颞窗可以检测到 ACA 和 PCA 血流信号，唯独没有 MCA 信号，且 ACA 和 PCA 血流速度代偿性增快，MCA 闭塞诊断成立（图 5-11）。

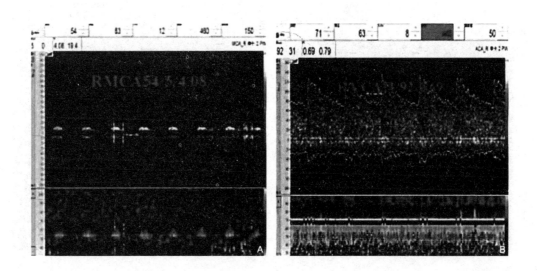

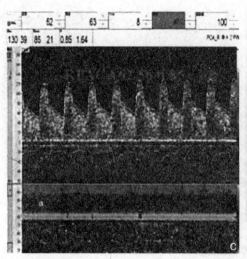
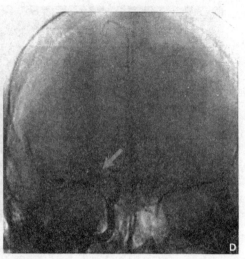

图 5-11 MCA 急性闭塞

患者，男，63 岁，因"失语伴左侧肢体无力 3 小时"急诊入院 – 入院诊断：急性脑梗死。既往有糖尿病史和高血压史。A. TCD 示右侧颞窗探测深度 54 mm 时，通过压颈试验确认为大脑中动脉，收缩期血流峰值 12 cm/s，平均血流速度 5 cm/s，搏动指数 4.08，基本无血流信号；B. 将探头向前上方倾斜，声束朝向前额部，对侧（左）颞窗探测深度 71 mm 时，收缩期血流峰值 130 cm/s，平均血流速度 92 cm/s，搏动指数 0.69，提示大脑前动脉血流速度增快；C. 将探头向后枕部、下颌方向调整，MCA 或 ACA 血流信号消失，随后出现的相对低流速、声频低于同侧半球其他脑血管的正向血流频谱，深度 62 mm 时，收缩期血流峰值 130 cm/s，平均血流速度 86 cm/s，搏动指数 0.85，提示 PCA 血流速度增快；D. 脑血管造影显示右侧 MCA M_1 段急性闭塞（蓝色箭头）

（二）慢性进展性 MCA 闭塞 TCD 诊断

诊断标准：① MCA 主干深度范围血流速度明显减慢，通常 Vs < 50 cm/s；② ACA 和（或）PCA 血流速度代偿性增快；③ OA 血流方向正常；④压同侧颈动脉后血流速度有部分下降；⑤压对侧颈动脉后血流速度不变（图 5-12）前两条是与闭塞本身有关的改变，后三条是与同侧 ICA 闭塞的鉴别诊断。

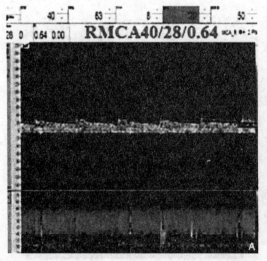
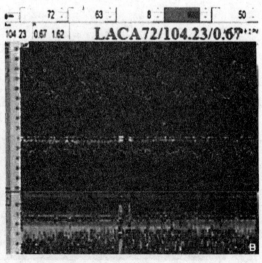

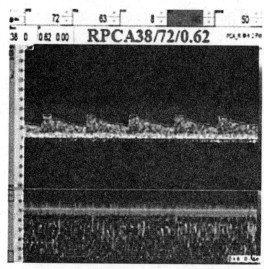
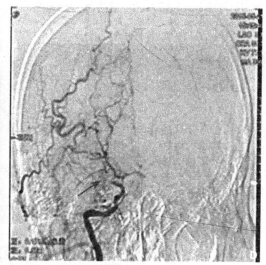

图 5-12 大脑中动脉慢性闭塞

患者,男,72 岁,因"头晕、头闷 2 月余"门诊入院。入院诊断:后循环缺血;既往史:否认糖尿病和高血压病。A. TCD 示右侧颞窗探测深度 40 mm 时,收缩期血流峰值 50 cm/s,平均血流速度 28 cm/s,搏动指数 0.64;B. 将探头向前上方倾斜,声束朝向额部,对侧(左)颞窗探测深度 72 mm 时,收缩期血流峰值 140 cm/s,平均血流速度 104.23 cm/s,搏动指数 0.67,提示血流速度增快;C. 将探头向后枕部、下颌方向调整,MCA 或 ACA 血流信号消失,随后出现的相对低流速、声频低于同侧半球其他脑动脉正向血流频谱,深度 72 mm 时,收缩期血流峰值 60 cm/s,平均血流速度 38 cm/s,搏动指数 0.62,提示血流速度增快;D. 脑血管造影显示右侧 MCA M_1 段闭塞,颈外动脉向颅内代偿形成(蓝色箭头)

五、临床应用体会

TCD 和 TCCS 通过血流动力学改变来间接反映血管狭窄的大概部位、程度及侧支循环代偿情况,我们近年来利用本节介绍的方法和基本诊断标准及原则在诊断 MCA 狭窄与脑血管造影具有较高的敏感性和特异性,但在部分老年女性存在颞窗探测不满意影响检查效果。尤其是对于诊断慢性进展性 MCA 闭塞具有独特的优势,但也容易误诊,出现以下情况要认真斟酌:①慢性进展性 MCA 闭塞时该血流信号常常不是完全消失而是呈现低频的血流信号,该低频血流信号存在于沿 MCA 主干的全部深度,即最大深度范围可在 32 ~ 66 mm,血流方向朝向探头。这种低频的血流信号有时不止一条,并且可能有不同的血流方向,有时远端深度血流速度较近端稍快,有时血流减慢但频谱相对正常。这种低平的血流信号有时很微弱,混杂在信号较强的侧支循环信号中常常易被忽视,而误将代偿的 PCA 当作 MCA。如果代偿性增快的 PCA 血流速度很快,将导致 MCA 狭窄的错误诊断,如果代偿的 PCA 血流速度太快,则可能报告 TCD 检测到 MCA 血流速度结果正常。②慢性闭塞的 MCA 在其主干周围,除极度地平的血流信号外,有时还可以检测到近乎正常的血流信号,使其诊断变得更加困难。③慢性进展性 MCA 闭塞患者临床可以无症状或仅有轻微症状,与急性 MCA 闭塞完全不同,良性的临床过程也增加诊断难度。此时对于进一步查 DSA、CT 灌注及磁共振灌注成像进行评估。另外,对于缺血性脑血管患者应常规行 TCD 或 TCCS 筛选检查,以筛选出合适做 DSA 的患者,以求明确诊断和需要进行介入治疗,也可作为 MCA 狭窄介入治疗后长期疗效的监测指标,尤其对于无症状 MCA 狭窄,应该作为长期监测指标。

第三节 大脑前动脉

一、解剖

ACA 是颈内动脉终末段分支之一，在视交叉外侧，正对嗅三角处，呈直角或近乎直角，由颈内动脉发出，主要供应与对侧下肢相联系的感觉和运动皮质，因此大脑前动脉闭塞会影响对侧下肢的功能。大脑前动脉的分法有几种，最简单、最常用的是划分为 A_1、A_2、A_3 三段：A_1 段自 ICA 至前交通动脉；A_2 段自前交通动脉至胼周动脉、胼缘动脉分叉处；A3 段指 A2 以远分支。根据走行也可细分为五段，即 A_1 段（水平段）、A_2 段（上行段）、A_3 段（膝段）、A_4 段（胼周段）和 A_5 段（终段）。左右大脑前动脉中间以横支相连，称之为 AcoA，平均长度 4 mm，直径 1.7 mm。是动脉瘤常发生部位。A_1 段（交通前段）由颈内动脉分叉至前交通动脉，A_1 段变异很大，常见形态变异左右管径不对称的约占 80%，约 10% 的 A_1 段发育不良（指管径 ≥ 1.5 mm），1%~2% 的患者 A_1 段缺如，A_1 段成窗少见，其与动脉瘤有关；A_2 段垂直向上，直至胼胝体膝部附近，分成胼周动脉和胼缘动脉；A_3 段指胼周动脉分支沿胼胝体表面向上弯曲；A_4 段指大脑前动脉主干在胼胝体沟内走行的一段，而此段主干发出的分支形成 A_5 段（图 5-13）。

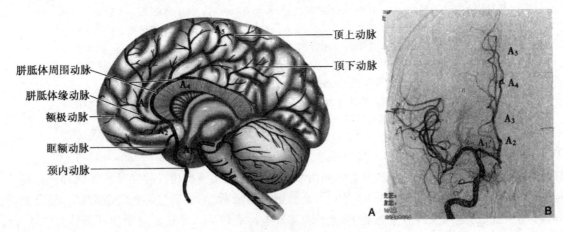

图 5-13　ACA 解剖及脑血管造影

图 A. ACA 侧面解剖示意图，A_1 段（水平段）、A_2 段（上行段）、A_3 段（膝段）、A_4 段（胼周段）和 A_5 段（终段）；B. 右侧颈内动脉造影显示 ACA 各分段 B

二、TCD 检查方法和识别

（一）检测方法

经颞窗找到 MCA 后，逐渐加深深度，当检测深度达 60~70 mm，如果出现了与 MCA 相反的血流信号，此时将探头角度稍微向前上方调整，就可得到大脑前动脉 –A_1 段血流。当无颞窗或颞窗不佳时，部分患者可通过眼窗探测对侧的 ACA，按照血管解剖位置，将探头经眶窗探测对侧的 ACA，此时探及的 ACA 为朝向探头方向的血流信号，可结合颈动脉压迫试验验证结果。当然，并非所有的患者经眼窗都能探测到 ACA。常规 TCD 检查中，一般认为只能探及 A_1 段。正常情况下，ACA 的血流速度较同侧的慢，但 ACA 变异较大，结合前交通动脉的变异，TCD 可以检测到不同类型的 ACA。

（二）识别确认试验

压迫同侧的 CCA 后血流速度下降甚至反向可以证实为同侧 ACA。如果压迫对侧颈总动脉（common carotid artery，CCA）后血流速度增快，同样也证实该血流信号是 ACA。在同侧颞窗探测不满意，可以从对侧颞窗检查，深度 75~85 mm，血流方向朝向探头。

TCD 结合颈动脉压迫试验能初步检测出以下几种不同的 ACA 和 AcoA 变异型（图 5-14）。

AcoA 存在型（A）：两侧 ACA 分别由各自的颈内动脉供血，正常情况下由于两侧 ICA 系统平衡，

AcoA 存在但无血流通过。通过压迫 CCA 试验可以由以下反应证实 AcoA 的存在：压迫 CCA 后同侧 ACA 血流速度减慢并出现反向血流，对侧 ACA 血流速度增高。

AcoA 缺如型（B）：两侧 ACA 分别由单侧的 ICA 供血，但是两者之间不存在 AcoA。压迫 CCA 后，同侧 ACA 血流速度减慢，但不出现反流，对侧 ACA 血流速度不变。

一侧 ACA-A_1 缺如型（C）：双侧 ACA 的 A_2 段由单侧 ICA 通过 ACA-A_1 供血，此时缺如侧的 ACA 检测不到血流，而另一侧的 ACA 血流速度相对增快，甚至超过 MCA，频谱正常。压迫检测到 ACA 侧的 CCA 后，增快的 ACA 血流速度减弱或消失，不出现反向血流。

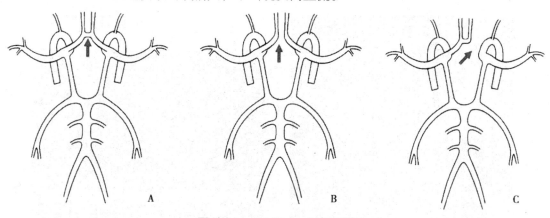

图 5-14　ACA 和 AcoA 变异型

A. AcoA 存在型，前交通动脉显示（红色箭头）；B. AcoA 缺如型，前交通动脉不存在（红色箭头）；C. 一侧 ACA-A_1 缺如型，一侧大脑前动脉 A_1 段缺如（红色箭头）

（三）鉴别相邻血管

需要鉴别的主要有 PCA 交通前段、TICA 和 MCA。经颞窗检测探测深度至 60～70 mm，可见到方向朝向探头的血管有 MCA、TICA 和 PCA-P_1。检测 PCA 时探头方向朝向后枕部，压同侧颈总动脉时多数情况下血流速度不变或增高（非胚胎型大脑后动脉），可与 MCA 鉴别。经颞窗在深度 55～65 mm 处可以检测到 ACA，由于 ACA 血流方向（背离探头）与 MCA 相反，因此，在无病理性侧支循环开放的情况下，根据不同血流方向即可鉴别。如果 ACA 血流方向与 MCA 相同提示：同侧 ICA 严重狭窄或闭塞并 AcoA 开放。大脑后动脉的 P_2 段血流方向也是背离探头，但是其探头角度与 ACA 差别较大，一般 ACA 多朝向前上方，而 PCA-P_2 多朝向后下方。

三、ACA 狭窄 TCD 诊断

ACA 狭窄常见原因是动脉粥样硬化，少见有烟雾病、免疫或其他原因引起的颅内动脉炎

（一）TCD 检测 ACA 狭窄的量化标准及准确性

当 ACA 管径狭窄程度超过 50%，TCD 才能检测到血流速度增快，一般 ACA 血流收缩期在 120 cm/s 以上，平均血流速度 > 80 cm/s，尤其是局限性血流增快，血流频谱紊乱伴有杂音时考虑有狭窄；动脉狭窄程度在 50%～95% 内时，狭窄程度越严重血流速度越快，呈线性正比关系，平均血流速度 > 120 cm/s，收缩期血流峰值 > 180 cm/s，仅凭此单一指标可诊断血管狭窄，结合后血流频谱紊乱、涡流杂音等，误诊率很小；当极度狭窄时，由于高流速血液成分明显减少，TCD 不能检测到极少数高流速红细胞反射回来的信号，所反映的只是大量低流速的红细胞血流信号，血流速度反而不增高，表现为非常紊乱的血流信号，上界不清。ACA 狭窄的诊断相对比较复杂，受很多因素影响，比如颞窗不好，血管变异以及人为因素较多，所以其量化标准及准确性较大脑中动脉相对差，但是 ACA 狭窄的诊断一定要和血管代偿性血流信号增快相鉴别是非常重要的，颅内血管狭窄和代偿性血流信号增快鉴别点在于：后者相邻大血管存在闭塞性病变，但同时要注意发育不良所导致的优势侧 ACA 相对或绝对增快。

（二）ACA 狭窄的诊断原则和标准

ACA 的狭窄诊断原则可参照 MCA 的原则和标准。注意双侧 ACA 血流不对称可能见于以下情况：

①发育异常，减慢侧发育不良，对侧代偿性增快；②增快侧血管狭窄（血流频谱紊乱）；③增快侧动静脉畸形供血（高流量低波动指数频谱）；④增快侧 ACA 对侧 ICA 严重狭窄或闭塞；⑤增快侧 ACA 同侧 MCA 闭塞或重度狭窄；⑥减慢侧血流方向相反，见于同侧 ICA 严重狭窄或闭塞，AcoA 开放，此时对侧 ACA 血流增快。

（三）ACA 重度狭窄 TCD 诊断实例

临床实例：患者，女，68 岁糖尿病史 10 年，高血压病史 5 年，主因"左侧下肢无力半天"住院，查体：左下肢肌力 4 级，左侧病理征阳性。诊断为急性脑梗死（图 5-15）。

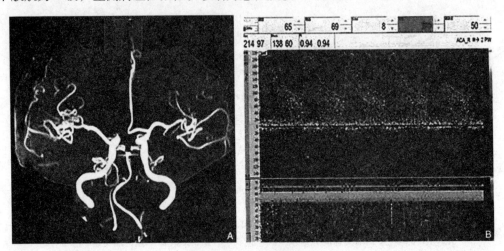

图 5-15 ACA 重度狭窄

A. MRA 提示右侧 ACA 近端显影不清，远端纤细；B. 右侧颞窗探测深度 65 mm 时收缩期血流峰值 214 cm/s，平均血流速度 138 cm/s，存在血管中、重度狭窄

四、ACA 闭塞的 TCD 诊断

ACA 闭塞的诊断具有许多不确定性因素，急性 ACA 闭塞通常有临床症状，因此在提供临床病史情况下，经颞窗可以检测到 MCA 和 PCA 血流信号，唯独没有 ACA 信号（背离探头血流信号），且 MCA 和 PCA 血流速度代偿性增快，ACA 可能闭塞；也有先天性 A_1 段不发育的情况，但是多没有 MCA 和 PCA 血流速度代偿性增快。此时要结合临床病史，超声只是筛查，确诊还需结合其他检查。

临床实例：患者，男，58 岁，急性起病，主因"左侧下肢无力伴尿失禁半天"住院，入院诊断：急性脑梗死。既往有糖尿病史、高血压史 12 年。经右侧颞窗未探及右侧大脑前动脉，经左侧颞窗探及左侧正常大脑前动脉，结合临床可初步提示"右侧大脑前动脉闭塞"，与磁共振病变吻合（图 5-16）。

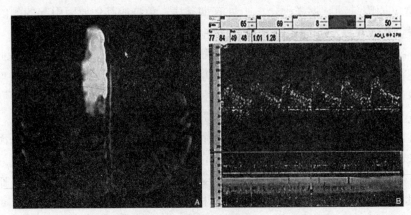

图 5-16 ACA 急性闭塞

A. DWI 提示右侧 ACA 供血区（右侧额叶前部内侧面）急性梗死，红色箭头；B. TCD 示左侧颞窗 65 mm 深度，左侧 ACA 收缩期血流峰值 77 cm/s，平均流速 49 cm/s，而右侧 ACA 未探及，结合患者临床推测右侧 ACA 闭塞

第六章 颈部动脉疾病的超声诊断

第一节 颈动脉超声总论

一、解剖学基础

颈动脉系统包括颈总动脉、颈内动脉和颈外动脉（图6-1）

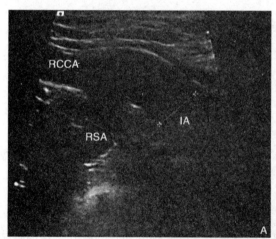
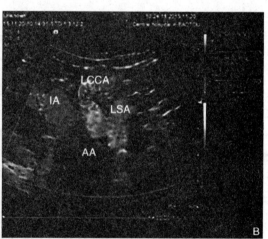
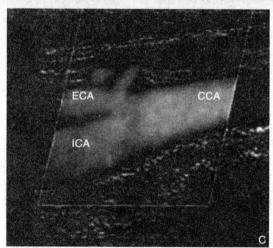

图6-1 颈动脉解剖结构超声表现

A. 右侧颈总动脉（RCCA）及右侧锁骨下动脉（RSA）起自无名动脉（IA）；B. 主动脉弓（AA）发出右侧的无名动脉（IA）、左侧的左侧锁骨下动脉（LSA）及位于无名动脉左后方的左侧颈总动脉（LCCA）；C. 超声能量多普勒显示正常颈动脉分叉纵断切面"Y"字形结构，颈外动脉有分支结构（红色箭头所指）

（一）颈总动脉

1. 起源

右侧颈总动脉起自无名动脉分叉处（无名动脉又名头臂干）。左侧颈总动脉直接起自主动脉弓中部，位于无名动脉的左后方。

2. 走行

左、右颈总动脉发出后在气管的前方走行，至颈部时向外斜行与气管的两侧向上行走，到甲状软骨上缘至舌骨大角之间的平面（第3、4颈椎水平）分为颈内动脉、颈外动脉。

3. 管径

平均直径 7～10 mm。

（二）颈内动脉－颈总动脉的直接延续

1. 起源

左、右颈内动脉于第4颈椎或甲状软骨上缘由颈总动脉发出。

2. 走行

颈内动脉起始段位于颈外动脉的后外方，继而转为颈外动脉的后内侧，沿咽壁上行至颅底，经颞骨岩部的颈动脉孔入颅。颈内动脉的外侧紧邻颈内静脉。颈内动脉的颈段（颅外段）几乎是垂直的，除外走行弯曲者。

3. 管径

平均直径 4～7 mm，是颈总动脉较粗的分支（颈总动脉约70%的血流向颈内动脉供血颅内，30%的血流向颈外动脉供血头面部及颈部）。

4. 分支

颈内动脉在颈部无分支。颈内动脉的颅内段主要分支为：眼动脉（于海绵窦上缘上方发出）、大脑中动脉（为颈内动脉的直接延续）和大脑前动脉。

5. 颈动脉窦部（颈动脉球部）

是颈内动脉起始部的膨大部位（平均直径约为7.5 mm）。外膜内有丰富的游离神经末梢，称为压力感受器（可感受血压的升高）。颈动脉球部是动脉粥样硬化及动脉狭窄的好发部位。

（三）颈外动脉

1. 起源

左、右颈外动脉于第4颈椎或甲状软骨上缘由颈总动脉发出，位于颈内动脉的前方，是颈动脉的分支之一。

2. 走行

自颈总动脉发出后先行于颈内动脉的前内侧，至下颌角处分为颞浅动脉和上颌动脉两个终支。

3. 管径

平均直径 4～6 mm。

4. 分支

颈外动脉在走行中共发出九个分支，其中较大分支：甲状腺上动脉、舌动脉、面动脉（这三支从颈外动脉前壁发出）；枕动脉、耳后动脉（这两支从颈外动脉后壁发出）；咽升动脉（从颈外动脉内侧壁发出）。

（四）颈内动脉与颈外动脉的鉴别要点（表6-1）

表6-1 颈内动脉与颈外动脉的鉴别要点

鉴别点	颈内动脉	颈外动脉
部位及走行	初居后外侧，既而转后内	居颈内动脉前内侧
管径	较粗	较细
分支	无分支	多个分支

续 表

鉴别点	颈内动脉	颈外动脉
频谱形态	低阻力型	高阻力型
叩击颞动脉	无变化	锯齿样波形

（五）颈动脉壁的组织结构

颈总动脉为大动脉，属于弹性动脉，动脉管壁由三层膜组成：内膜、中膜及外膜。

1. 内膜

动脉管壁的最内层，为单层扁平上皮（来源于胚胎中胚层），厚度为 0.1～0.13 mm，占管壁厚度的 1/6。

2. 中膜

动脉肌层，是动脉管壁三层膜中最厚的一层，厚度约 0.5 mm。这层决定动脉的硬度、弹性及强度。

3. 外膜

厚度较薄，为疏松结缔组织。

彩色多普勒超声能显示这三层动脉壁结构，内膜和外膜为线性强回声，并互相平行，两者之间的无回声区为中膜（图 6-2）。

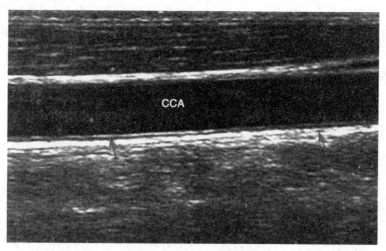

图 6-2　颈动脉管壁超声表现

正常颈总动脉长轴超声二维图，显示由内膜面反射形成一条平直线，其外侧的无回声区代表中膜（红色箭头所指），最外侧为动脉外膜（蓝色箭头所指）

二、检查目的、适应证、禁忌证或局限性

（一）检查目的

颈动脉超声检查可对颈动脉病变部位、范围、严重程度作客观评估，行颈动脉超声具有以下目的：①评估颈动脉正常解剖结构和血流动力学信息，血管走行，管腔结构有无狭窄、扩张及受压等；②评估各种原因引起的颈动脉狭窄或闭塞性病变导致动脉结构及血流动力学改变。例如动脉内膜有无增厚或斑块形成，斑块的稳定性评估及动脉狭窄程度的分级等；③评估颈动脉的先天性发育不良；检测颈动脉动脉瘤、动静脉瘘等血管结构及血流动力学改变等；④评估颈动脉狭窄的介入治疗后支架的位置、长度、管径、支架内血流速度及有无残余狭窄等；⑤超声引导下的颈动脉内膜剥脱术及术后动脉解剖结构及血流动力学改变的随访评估；⑥利用超声造影检查进一步评估斑块的稳定性及动脉狭窄的程度。

（二）检查适应证

颈动脉超声在临床已广泛被应用，并不是所有人群均需要进行检查，更不能将该项检查滥用，避免医疗资源浪费，应具有以下适应证：①正常人群或脑血管病高危人群的筛查；②对脑卒中、短暂性脑缺血发作、可逆性神经功能缺失、黑矇患者进行评价；③对行颈动脉或脑血管介入治疗的患者进行评价及随访；④对实施颈动脉内膜剥脱术患者进行术前、术中、术后的评价及随访；⑤对颈部搏动性肿块，怀疑或确定颈动脉病变的患者进行评价及随访；⑥对无症状性颈部血管杂音、伴有心脏杂音患者进行评价；⑦对不能耐受 DSA 的患者，颈动脉超声检查为首选方法。

（三）禁忌证和局限性

颈动脉超声检查一般无禁忌证，但有些情况下存在一定局限性，如重症脑血管病患者、不配合检查的患者、不能耐受检查的患者和颈部术后伤口敷料等影响超声检查。

三、检查仪器设备及检查前准备

（一）仪器设备

颈动脉超声检查需具备适宜彩色多普勒超声仪，按目前美国标准，需配备以下装置：①高频探头：常规采用 5～10 MHz 线阵探头，部分患者因血管位置较深、肥胖、颈部粗短，需配备 2～5 MHz 凸阵探头或 5～8 MHz 小凸阵探头或 2～3.5 MHz 扇形（相控阵）探头。术中超声采用 5～10 MHz 线阵探头或更高频线阵探头；②彩色血流成像（CDFI）；③脉冲多普勒（PW），可测量血流速度及显示血流方向；④频谱分析。目前很多超声仪器具备以上功能。

（二）检查前准备

颈动脉超声检查前一般不需要特殊准备，只要在检查前，把会影响检查的颈部饰物除去即可。如果是刚做完剧烈运动，则需要先休息 5～10 min，等呼吸及心率相对平稳后再进行检查。检查前应询问病史，如患者有无神经系统症状、脑缺血及颈动脉疾病的相关临床症状、颈动脉支架或内膜剥脱术病史以及既往相关的影像学检查资料。检查时，患者一般不会有不适感。在脉冲多普勒超声检查时，超声仪器会发出"呜呜"的声音，这声音是血液流动时产生的多普勒频移信号，通过这种声音，医生可判断血管是否有病变。可以告知患者不必过分紧张。

四、检查技术及诊断标准

（一）颈动脉超声的检查方法

受检者仰卧位，颈后置一低枕，头略向后仰，偏向检查对侧。沿血管体表投影位置依次检查，记录血管走行、管径、内膜厚度、斑块大小、位置、回声及血流情况。多普勒检查时尽量减小声束与血流方向夹角（应当≤60°），CDFI 检查时：彩色增益、脉冲重复频率、滤波等不要过高或过低，取样框不要过大或过小。

（二）颈动脉超声检查步骤

为了更加准确和完整通过超声评估颈动脉，并且不容易漏诊和误诊，应该按以下步骤逐步认真检查：①首先采用彩色二维灰阶显像方式先以横切面再以纵切面观察，右侧自无名动脉，左侧自主动脉弓起始处开始检查。连续观察颈总动脉（起始段、近，中、远段、分叉处）、颈内动脉（颈动脉球部、近、中、远段）、颈外动脉主干及分支。②观察颈总动脉、颈动脉球部、颈内动脉近段血管壁的三层结构，包括内膜、中膜、外膜。内膜层超声显示为中等回声，显示的是血管内膜及其与血管腔之间的界面回声；内膜与外膜间地间质层呈低回声或无回声为中膜层，外膜层为强回声。内膜薄，平整与外膜平行。血管内血液呈无回声，可见动脉管壁的搏动。颈动脉超声二维图像上测量颈总动脉、颈内动脉及颈外动脉的内径和内—中膜厚度。③纵切面分别在颈总动脉分叉水平上下 1～1.5 cm 测量颈总动脉远段（分叉处下方）、颈动脉球部、颈内动脉近段（分叉处上方）管径和内，中膜厚度；观察有无动脉粥样硬化斑块。④采用 CDFI 观察上述动脉的血流充盈状态。正常颈动脉纵切彩色血流显示管腔血流充盈良好，管腔中央血流流速高，血流信号色彩明亮，靠近管壁血流流速偏低，颜色较中央暗淡（图 6-3A）。在整个心动周期中，颈动脉的彩色血流显示稍有变化，忽明忽暗的彩色血流，颈动脉分叉部血管管径局限性膨大，可以出现轻度湍流。常规动脉的血流特点：单色、亮带、层流。要注意调节取样框角度、彩色增益及重复脉冲频率。注意事项：血流方向及色彩翻转、低回声斑块与彩色充盈缺损、生理性涡流（颈动脉球部）与病理性涡流（狭窄处）。⑤采用脉冲多普勒超声（PW）测量颈总动脉（近段和远段）、颈动脉球部、颈内动脉（近段和远段）、颈外动脉的血流速度峰值、舒张末期血流速度。正常颈动脉血流动力学根据血管供应的组织不同有所区别：正常颈总动脉频谱多普勒超声表现为收缩期双峰，舒张期持续，正向血流的特征（图6-3B）；颈外动脉供应颜面部，分支多，循环阻力大，表现为高阻力型血流，收缩期峰值频移曲线上升速度快，呈尖峰状，加速度时间短，减速舒张期血流阻力大，舒张期正向血流速度低于颈内动脉（图6-3C）；颈内动脉供应颅内血流，颅内动脉有丰富的动脉吻合支，血流阻力小，呈低阻力型频谱，表现为收缩期血流之后出现一个较高流速的舒张期持续，正向血流（图6-3D）。计算颈内动脉与颈总动脉（或狭窄远段颈内动脉）流速比值，判断狭窄程度，分析血流频谱形态改变（频谱宽度与频窗）。

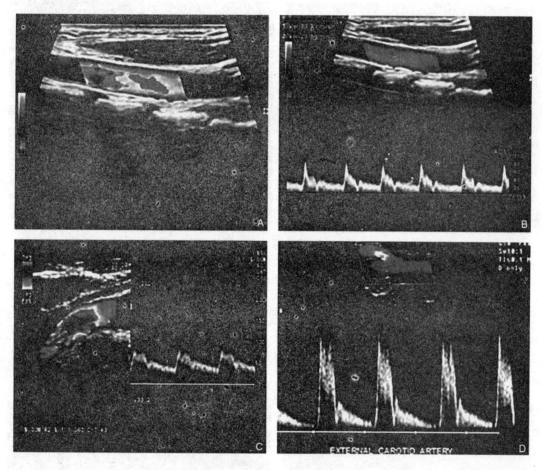

图6-3 颈动脉血流与频谱形态

A. 超声CDFI显示：颈总动脉正常血流信号色彩明亮，靠近管壁血流流速偏低，颜色较中央暗淡；
B. 超声PW显示正常颈总动脉频谱多普勒超声表现为收缩期双峰，舒张期持续，正向血流的特征；
C. 超声PW显示颈内动脉血流阻力小，呈低阻力型频谱，表现为收缩期血流之后出现一个较高流速的舒张期持续、正向血流；D. 超声PW显示颈外动脉高阻力型血流，收缩期峰值频移曲线上升速度陕，呈尖峰状，加速度时间短，减速舒张期血流阻力大，舒张期正向血流速度低于颈内动脉

（三）颈动脉内膜增厚及斑块的诊断

1. 颈动脉内膜增厚及斑块的界定

超声测量颈动脉内-中膜厚度是于血管后壁测量内膜上缘与外膜上缘之间的垂直距离，正常内、中膜厚度为0.1～0.5 mm（人体解剖组织学评价）。但国内外对于内-中膜厚度增厚的判定尚无统一标准。2006年美国超声医学会统一内-中膜厚度≥1.0 mm诊断内膜增厚。内-中膜厚度≥1.5 mm或大于周围正常内-中膜厚度值至少0.5 mm，或大于周围正常内、中膜厚度值50%以上，且凸向管腔的局部

结构变化定义为斑块，斑块的构成：顶部（纤维帽）、体部（核心部）、基底部、肩部。

2. 斑块的评价

根据斑块声学特征评估：由于斑块内组成成分不同，对超声波的吸收及反射不同，斑块显像特征也不同。斑块回声评估可以与血管壁结构进行比较，正常血管壁三层结构回声分别为中等回声（内膜层）、低回声（中膜层）、高回声（外膜层）？①均质性回声斑块：二维灰阶显示斑块内部回声均匀一致，根据斑块回声与血管壁回声强弱的差异，分为低回声、等回声、强回声斑块（图6-4A）。②不均质性回声斑块：斑块内部＞20%的面积出现声学特征不一致，表现为强弱不等的回声改变，斑块内部回声包含强、中、低回声（图6-4B）。

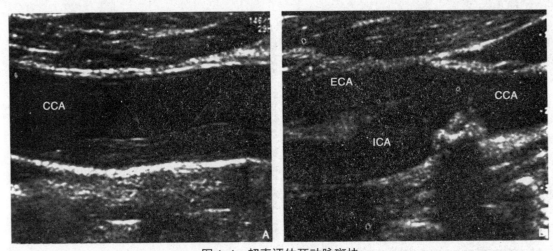

图6-4 超声评估颈动脉斑块

A. 超声二维显像：颈总动脉均质性回声斑块（箭头所指）；B. 超声二维显像：颈总动脉分叉处后壁不均质性回声斑块，斑块内部回声包含强、中、低回声（箭头所指）

根据斑块形态学特征可分为：①规则型：二维灰阶显示斑块为扁平形，表面纤维帽完整，如扁平斑块，基底较宽，形态规则（图6-5A）；②不规则型：二维灰阶显示斑块表面不光滑，纤维帽显示不完整，CDFI显示斑块所在管腔血流充盈不全，如溃疡斑块，表面不光滑，纤维帽不完整，局部缺损，形成"火山口"样改变，"火山口"长度≥1.0 mm，CDFI：可见彩色血流向其内注入（图6-5B）。

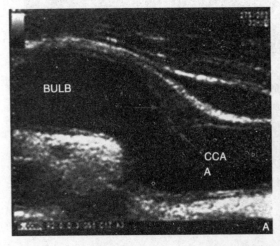 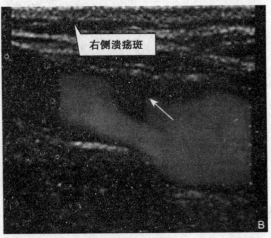

图6-5 颈动脉斑块超声形态学特征

A. 超声二维显像：颈总动脉分叉处至颈动脉球部前壁规则均质型斑块（箭头所指）；
B. 超声能量多普勒（CED）显像：不规则型溃疡斑块，表面不光滑，纤维帽不完整，局部缺损，形成"火山口"样改变，CED可见彩色血流向其内注入（箭头所指）

根据斑块超声造影后增强特点可分为：①易损斑块：斑块由周边向内部呈密度较高的点状及短线状增强。斑块的易损性是通过对斑块的形态学、内部回声、表面纤维膜的完整性等综合信息进行评估；②稳定斑块：斑块无增强或周边及内部呈稀松点状增强。

斑块的数量：①单发（1个斑块）；②多发（≥3个）。

颈动脉斑块的临床意义：可以反映整体的动脉粥样硬化负荷，比内膜增厚更有优势；预测心脑血管急性事件发生，尤其是易损斑块；低回声与不均质回声斑块较强回声斑块和均质回声斑块发生神经系统症状的危险性高，而等回声斑块则更多与无症状的临床状态相关；斑块部位、类型、大小对于外科治疗方式的选择尤为重要。

3. 颈动脉狭窄的诊断标准

目前国际采用的标准为2003年美国放射年会超声会议16个专业及相关专业委员会发布的标准（表6-2）。

表6-2 颈动脉狭窄超声评价标准

狭窄程度	PSV(cm/s)	EDV(cm/s)	PSV_{ICA}/PSV_{CCA}
正常或<50%	<125	<40	<2.0
50%~69%	>125，<230	>40，<100	>2.0，<4.0
70%~99%	>230	>100	>4.0
闭塞	无血流信号	>100	无血流信号

注：PSV为收缩期峰值流速；EDV为舒张期末流速；ICA为颈内动脉；CCA为颈总动脉

颈动脉狭窄的超声诊断方法：管径法、面积法、血流动力学方法即血流速度。

临床中常将几种方法结合应用。管径法：常用的是（狭窄处原始管径－狭窄处残余管径）/狭窄处原始管径×100%；面积法：（狭窄处原始管腔横截面积－狭窄处残余管腔横截面积）/狭窄处原始管腔横截面积×100%（如下所示）。

（四）颈动脉超声检查操作注意事项

注意仪器的调节，包括聚焦、灰阶及彩色多普勒增益、脉冲重复频率、滤波等。多普勒超声检测血流速度时一定要注意声束与血流之间的角度≤60°；注意重度狭窄与闭塞的鉴别。血流动力学的评估应近、远段测值综合分析；血管狭窄程度的判断以2D结构为基础，血流动力学参数测值为标准，后者更重要；多支血管病变时血流动力学参数变化应注意相关侧支循环效应产生的相互影响；检查手法及角度。

在中老年人群中，颈动脉粥样硬化是最常见，且最重要的一种血管病，它与短暂性脑缺血发作和缺血性卒中密切相关。因此，早期诊断颈动脉粥样硬化是避免和减少脑血管意外发生的重要环节。彩色多普勒超声检查作为一项无创性检查手段，具有简单易行、形象直观、无痛苦、无辐射等优点，不仅可以提供动脉粥样硬化斑块的形态学信息，还可以提供斑块造成的血流动力学改变信息，目前已成为筛选和诊断颈动脉病变的首选方法。

第二节 颈内动脉狭窄与闭塞

颈内动脉狭窄是颈动脉狭窄中最多见、最常见，而且是引起缺血性脑卒中最重要的原因之一。所以临床上应给予重视，尤其是症状性的血管狭窄，诊断明确后可通过介入支架或者CEA进行积极的干预治疗。

一、常见病因及危险因素

常见病因有动脉粥样硬化斑块、血栓、肌纤维发育不良、夹层动脉瘤、外伤、颈动脉体瘤压迫等，但是最主要和最常见的病因是动脉粥样硬化斑块。危险因素有高血压病、高血脂、糖尿病、吸烟等。

二、颈内动脉狭窄的超声检测

常发生于颈内动脉起始段（颈动脉球部）或颈内动脉近段，以动脉粥样硬化为例，包括：①检测确定引起颈内动脉狭窄的动脉粥样硬化斑块的位置、大小、形态及回声（纵轴和横轴）；②检测颈内动脉狭窄处的残余管径、原始管径或面积；③测量狭窄近段、狭窄处、狭窄远段血流的收缩期、舒张末期流速，计算狭窄处/狭窄远段流速的比值；④颈内动脉狭窄分级及二维、多普勒超声诊断标准（表6-3）。

表6-3　颈内动脉狭窄分级及二维、多普勒超声诊断标准

分级	二维	CDFI	PW
<50%	局部管径减小	血流充盈好	频谱形态正常，收缩期峰值流速<125 cm/s，舒张期流速<40 cm/s，狭窄处与狭窄远段流速比值<2.0
50%~69%	局部管径减小	血流充盈尚可 血流束变细	速<40 cm/s，狭窄处与狭窄远段流速比值<2.0 125 cm/s，<230 cm/s，舒张期流速>40 cm/s，<100 cm/s，狭窄处与狭窄远段流速比值>2.0，<4.0
70%~99%	局部管径减小	残余管径≤1.5 mm 血流充盈差 血流花彩 血流束变细	频谱紊乱，填充；狭窄远段形态呈低搏动性改变；收缩期峰值流速>230 cm/s，舒张期流速>100 cm/s，狭窄处与狭窄远段流速比值>4.0
闭塞	管腔内充填	无血流信号	无频道

注：参照2003年美国放射年会超声会议公布的标准

颈动脉狭窄的超声诊断方法包括管径法、面积法、血流动力学方法（血流速度），其中面积法是超声所特有的，但由于在临床和科研工作中，需要与血管造影等其他影像学检查方法进行比较，因此面积法不如其他两种方法常用。在临床工作中，常将管径法和血流动力学方法结合判断动脉狭窄的程度（图6-6、图6-7）

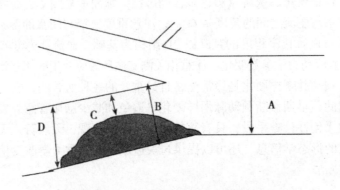

图6-6　颈内动脉狭窄简图

灰色部分表示斑块，图中A=分叉下方颈总动脉管径，B=狭窄段原始管径，C=狭窄段残余管径，D=颈内动脉近段管径

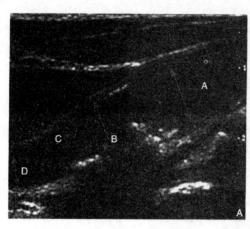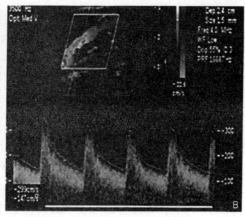

图 6-7 颈动脉狭窄程度判定

A. 颈内动脉起始段狭窄（超声二维图），图中 A = 分叉下方颈总动脉管径，B = 狭窄段原始管径，c = 狭窄段残余管径，D = 颈内动脉近段管径；

B. 颈内动脉起始段狭窄处 CDFI：血流速度达 299/147 cm/s

三、颈内动脉狭窄血流动力学改变

颈内动脉轻度或中度狭窄的不会引起明显的血流动力学改变，所以颅内段血流动力学也不会发生明显的改变，因此患者可以无临床症状，或仅有轻微的临床症状，例如：头晕、头闷等；而颈内动脉重度狭窄则引起血流动力学明显改变，颈动脉超声检查颈内动脉远段（狭窄之后）出现明显血流速度减低，频谱形态呈低搏动性改变；TCD 检查大脑中动脉的血流速度减低，频谱形态呈低搏动性改变，患者临床症状表现各异，若患者颅内侧支循环开放好，则患者临床症状轻微或无不适，若患者颅内侧支循环开放不佳，则患者可能出现脑梗死。

四、临床应用实例

（一）颈内动脉极重度狭窄（90% ~ 99%，接近闭塞）

患者，男，60 岁，主诉：发作性左手活动不灵，麻木 20 余天。

病史：患者于 20 余天前无明显诱因突然出现发作性左手活动不灵，表现为持物不稳，每日发作数次，每次持续 3 ~ 5 min，伴右眼视物模糊。既往史：高血压病半年。

1. 影像学检查

头颅磁共振及血管：右侧额顶叶多发新鲜脑梗死灶；右侧颈内动脉、椎动脉未显示，考虑闭塞可能（图 6-8）。

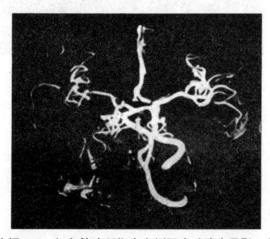

图 6-8 头颅 MRA：红色箭头所指为右侧颈内动脉未显影，考虑闭塞。

2. 超声表现

TCD示右侧颈内动脉颅外段病变（图6-9）；颈动脉超声示双侧颈动脉内膜不均增厚伴斑块（多发），右侧颈内动脉狭窄（起始段：90%～99%）（图6-10）。

3. DSA表现

右侧颈内动脉起始端重度狭窄（图6-11）。

4. 分析

结合头颅磁共振+颈动脉超声+DSA，诊断明确，右侧颈内动脉起始段重度狭窄，且患者的颅内侧支开放情况差，出现血管狭窄导致的临床症状（即发作性左手活动不灵，麻木），有介入治疗指征，行右侧颈动脉支架置入治疗，患者预后良好，左手活动不灵及麻木症状较前明显改善。支架术后复查结果如下：①支架术后DSA表现：右侧颈动脉支架术后血流通畅（图6-12）；②支架术后颈动脉超声：支架内血流通畅（图6-13）；③患者出院1个月后复查TCD和颈动脉超声（图6-14）

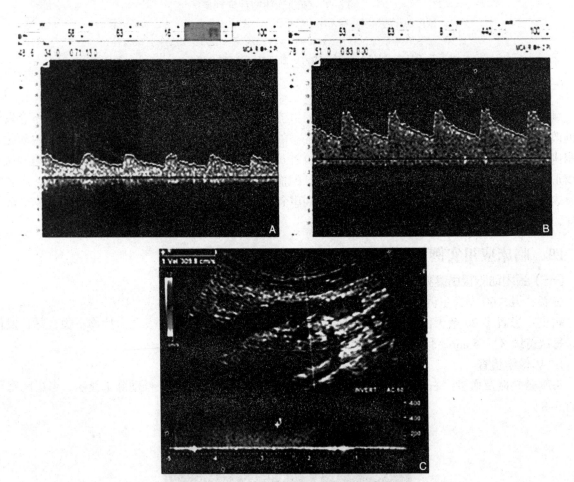

图6-9　TCD示右侧颈内动脉颅外段病变

A. TCD示右侧大脑中动脉血流频谱：流速减低，平均流速34 cm/s，频谱形态呈低搏动性改变；B. TCD示左侧大脑中动脉正常血流频谱，平均流速51 cm/s

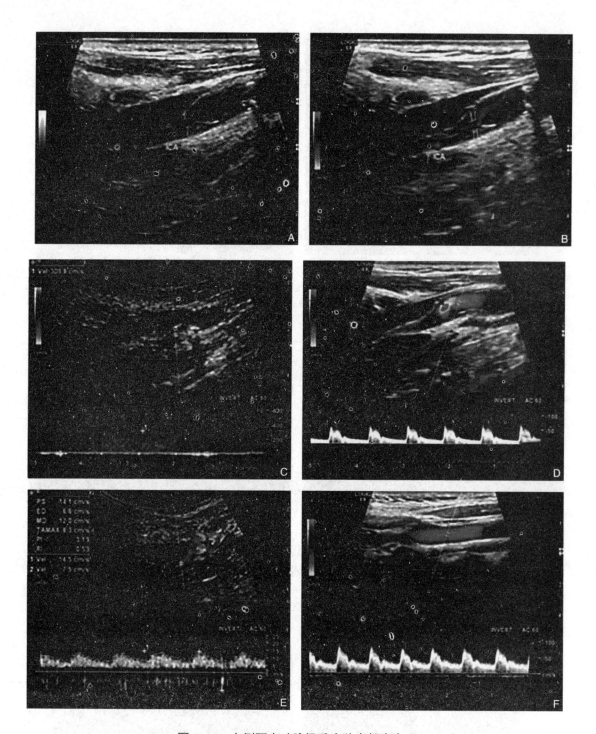

图 6-10　右侧颈内动脉极重度狭窄超声表现

A. 超声二维显示黄色箭头所指右侧颈内动脉起始段管腔变窄，可见动脉粥样硬化斑块；B. 超声 CDFI 示黄色箭头所指纤细、暗淡的红色血流束；C. 超声 PW：右侧颈内动脉起始段狭窄处频谱粗糙，血流速度升高达 600/300 cm/s 以上；D. 超声 PW 显示：右侧颈总动脉远段（狭窄前）血流速度减低（较对侧），频谱形态呈高阻型改变；E. 超声 PW 示右侧颈内动脉远段流速减低 14/7 cm/s，频谱形态呈低搏动性改变（狭窄远段）；F. 超声 PW 示左侧颈总动脉远段血流速度及频谱形态均正常

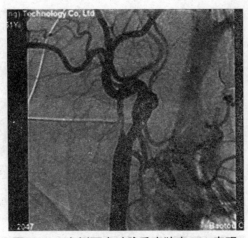

图6-11 右侧颈内动脉重度狭窄DSA表现
DSA显示右侧颈内动脉起始段显影差，管径纤细（红色箭头所指），诊断重度狭窄

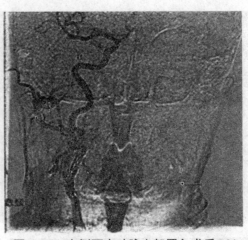

图6-12 右侧颈内动脉支架置入术后DSA表现 DSA显示右侧颈动脉支架置入术后，支架内血流通畅（红色箭头所指）

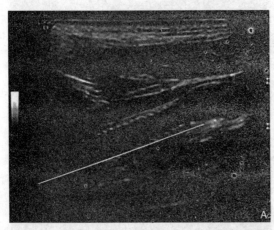
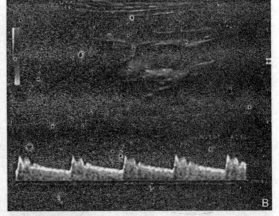

图6-13 支架术后颈动脉超声
A. 超声二维显示：黄色线所标范围及红色箭头所指为强回声网状支架；B. 超声PW显示：支架内血流速度及频谱形态均正常

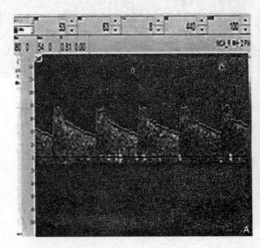
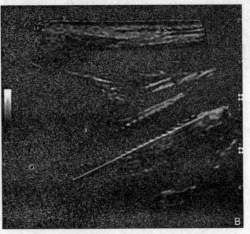

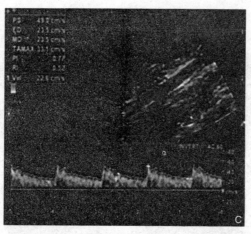

图 6-14　1 个月后复查 TCD 和颈动脉超声

A. TCD 示：右侧大脑中动脉血流速度恢复正常（和图 6-9A 比较）；B. 颈动脉超声示右侧颈动脉支架（黄色线所标范围及红色箭头所指）；C. 颈动脉超声示：支架内血流通畅，流速 49/23 cm/s

（二）颈内动脉重度狭窄（70%~99%）

患者，男，63 岁，主因"右侧肢体麻木无力 6 小时"入院，高血压病史 3 年。

1. 支架术前影像和超声检查

头颅磁共振示左侧顶叶多发急性梗死灶，颅脑 MRA 未见明显异常（图 6-15）；TCD 示左侧颈内动脉颅外段病变（图 6-16）；颈动脉超声表现双侧颈动脉内膜不均增厚伴斑块（多发），左侧颈动脉球部狭窄（70%~99%）（图 6-17）；DSA：左侧颈内动脉起始段重度狭窄（图 6-18）。

分析：结合磁共振+TCD、颈动脉超声+DSA，患者诊断明确，存在左侧颈内动脉起始段重度狭窄，且患者的颅内侧支开放情况差，出现狭窄血管导致的临床症状，有介入治疗指征，给予左侧颈动脉支架置入术。术后患者恢复良好，右侧肢体麻木症状改善。

2. 支架术影像和超声检查

DSA 表现（图 6-19）、颈动脉超声表现（图 6-20）和 TCD 示左侧大脑中动脉血流速度恢复正常（图 6-21）。

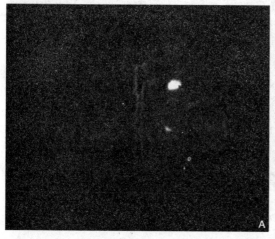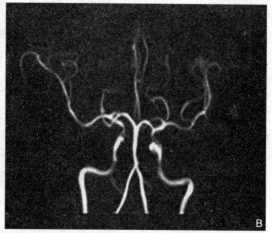

图 6-15　支架术前头颅 MRI 表现

A. 头颅磁共振显示红色箭头所指左侧顶叶多发急性梗死灶；B. 头颅 MRA 显示未见明显异常

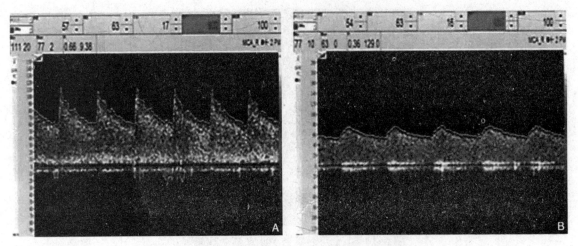

图 6-16 左侧颈内动脉颅外段病变 TCD 表现
A. TCD 显示右侧大脑中动脉血流速度及频谱形态均正常；B. TCD 显示左侧大脑中动脉流速度相对减低，频谱形态呈低搏动性改变

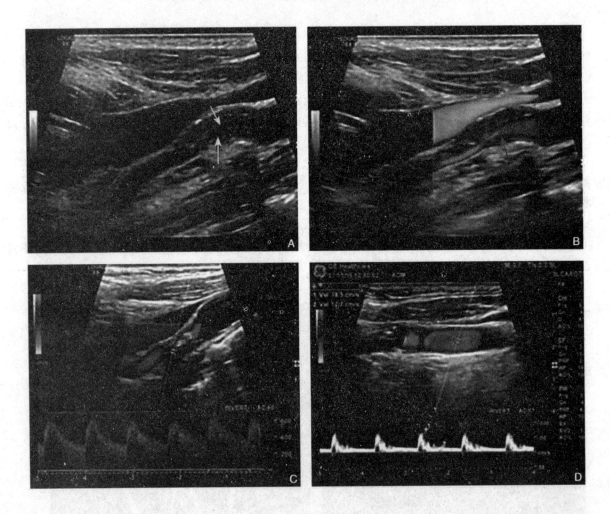

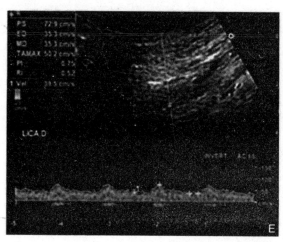
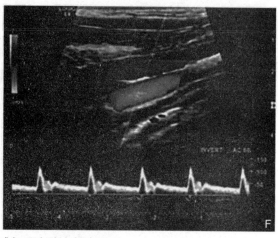

图 6-17　左侧颈动脉球部重度狭窄超声表现

A. 超声二维显示黄色箭头所指左侧颈动脉球部管腔变窄，可见动脉粥样硬化斑块；B. 超声能量多普勒（CDE）显示：红色箭头所指纤细、暗淡的橘黄色血流束；C. 超声 PW：左侧颈动脉球部狭窄处频谱粗糙，血流速度升高达 600/400 cm/s 以上；D. 超声 PW 显示：左侧颈总动脉远段（狭窄前）血流速度减低（较对侧），频谱形态呈相对高阻型改变；E. 超声 PW 显示：左侧颈内动脉远段流速 73/40 cm/s，频谱形态呈低搏动性改变（狭窄远段）；F. 超声 PW 显示：右侧颈总动脉远段血流速度及频谱形态均正常

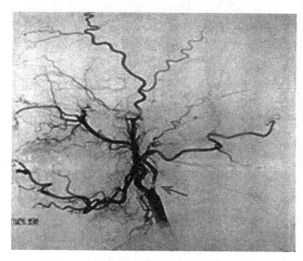
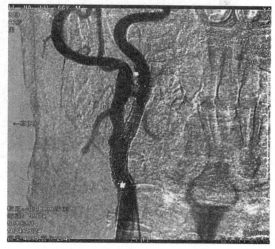

图 6-18　右侧颈内动脉重度狭窄 DSA 表现

DSA 显示红色箭头所指为左侧颈内动脉起始段管腔变细，诊断重度狭窄

图 6-19　支架术后 DSA 显示左侧颈动脉网状支架，支架内显影良好

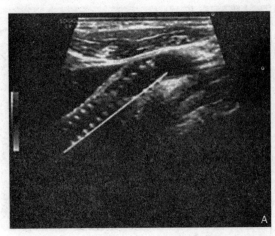
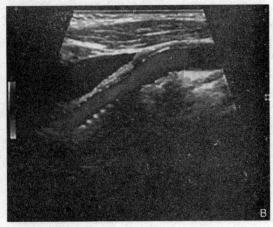

图 6-20 支架术后颈动脉超声表现
A. 超声二维显示红色箭头及黄色线长所指左侧颈动脉强回声网状支架；B. 超声 CDFI 显示左侧颈动脉支架内血流充盈良好

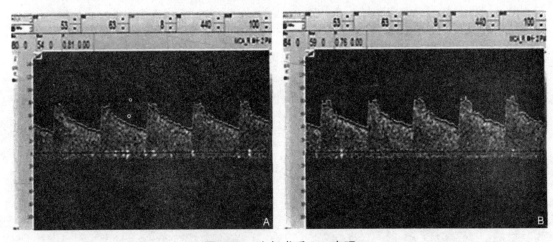

图 6-21 支架术后 TCD 表现
A. TCD 显示左侧大脑中动脉血流频谱恢复正常；B. TCD 显示右侧大脑中动脉正常血流频谱

（三）一侧颈内动脉中度狭窄（50%～69%）和另一侧颈内动脉闭塞

患者，男，64 岁，发现语不利 10 小时入院。

病史：患者于 10 h 前（上午 8 点左右）无明显诱因突然出现语不利，说话含糊，表达困难，听理解正常。既往史：脑梗死 1 年，糖尿病 10 余年。

1. 影像学检查

头颅 MRI 示左侧侧脑室旁、左侧额顶叶多发腔隙性脑梗死，部分软化；左侧顶叶急性梗死；左侧颈内动脉未见显示，考虑闭塞可能；左侧大脑前动脉 A_1 段未见显示，考虑正常变异；左侧大脑中动脉显影淡，远段分支减少（图 6-22）。

2. 超声表现

TCD 示左侧颈内动脉颅外段病变，左侧大脑中动脉病变（图 6-23）；颈动脉超声表现双侧颈动脉内膜不均增厚伴斑块（多发），右侧颈动脉球部溃疡斑块，右侧颈内动脉狭窄（起始段：50%～69%），左侧颈内动脉闭塞，右侧颈内动脉狭窄（起始段：50%～69%）（图 6-24），左侧颈内动脉闭塞（图 6-25）。

分析：结合影像学检查+TCD、颈动脉超声，患者存在多发血管狭窄，并存在病变血管导致的临床症状，有介入支架治疗的指征，患者家属不同意介入治疗。

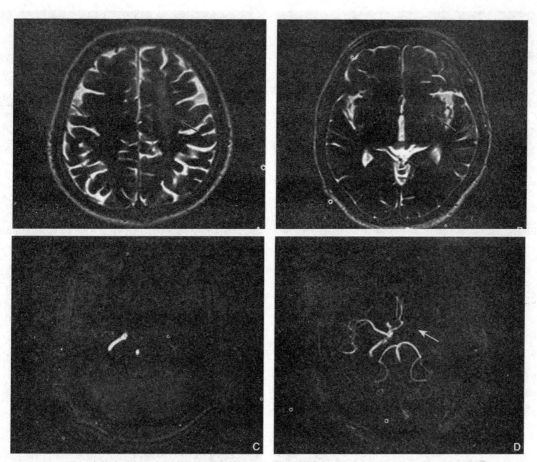

图 6-22 头颅 MRI 表现

A. 头颅磁共振显示左侧顶叶急性梗死（红色箭头所指）；B. 头颅磁共振显示左侧侧脑室旁、左侧额顶叶多发腔隙性脑梗死，部分软化（红色箭头所指）；C. MRI 原始图像示左侧颈内动脉未见显影，考虑闭塞可能（红色箭头所指）；D. MRA 显示左侧颈内动脉未见显示，考虑闭塞可能（红色箭头所指），左侧大脑前动脉 A_1 段未见显示，考虑正常变异（绿色箭头所指），左侧大脑中动脉显影淡，远段分支减少（黄色箭头所指）

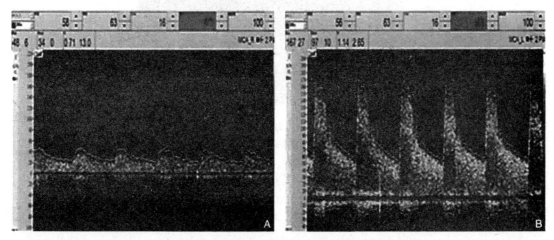

图 6-23 左侧颈内动脉颅外段病变 TCD 表现

A. TCD 示左侧大脑中动脉血流速度降低，Vm 34 cm/s，频谱形态呈相对低搏动性改变；B. TCD 示右侧大脑中动脉血流速度及频谱正常，Vm 97 cm/s

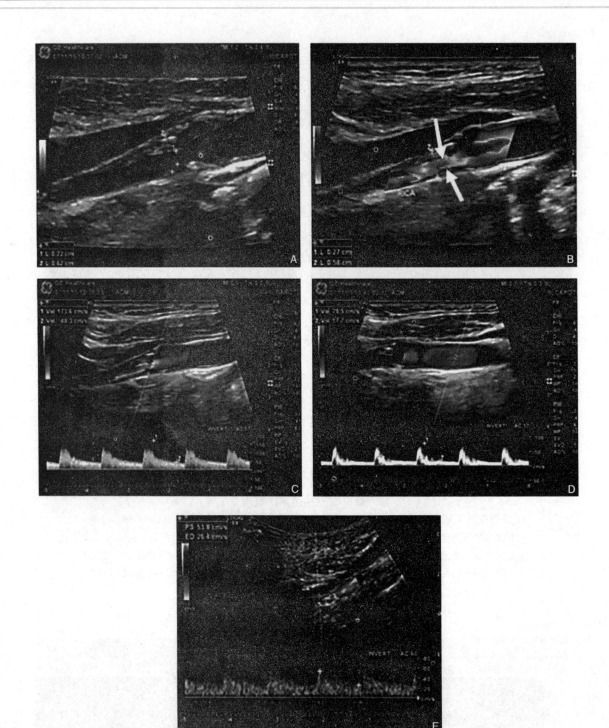

图 6-24　右侧颈内动脉中度狭窄超声表现

A. 超声二维显示右侧颈内动脉起始段狭窄，管径变细，残余管径 2.2 mm，原始管径 6.2 mm，红色箭头所指右侧颈动脉球部溃疡斑块，斑块表面纤维帽不完整，可见"火山口"样改变；B. 超声 CDFI 显示两个黄色箭头所指血流束变细，溃疡斑块探及血流向其内注入（蓝色血流）；C. 超声 PW 显示血流速度升高 173/48 cm/s，频谱略粗糙；D. 超声 PW 显示右侧颈总动脉流速及频谱形态正常（狭窄前）；E. 超声 PW 显示右侧颈内动脉远段流速及频谱形态正常（狭窄远段）

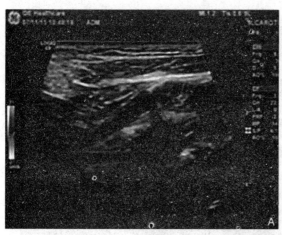
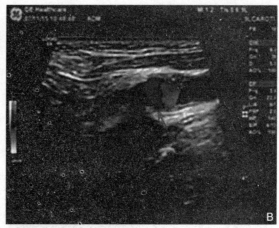
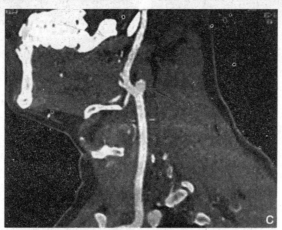

图 6-25　左侧颈内动脉闭塞表现

A. 超声显示左侧颈内动脉管腔内不均回声充填（红色箭头所指），CDFI：未探及血流信号；
B. 超声 CDFI 显示颈动脉球部红蓝交替血流信号，颈内动未探及血流信号（红色箭头所指）；
C. 头颈部 CTA 示颈内动脉未显示，考虑闭塞（红色箭头所指）

（四）颈内动脉轻度狭窄（＜50%）

患者，男，72岁，主因："反复头晕半月"入院。

既往史：高血压10余年。

1. 影像学检查

头颅磁共振及 MRA 示双侧基底核区、额顶叶、脑干多发性脑梗死，部分软化；侧脑室旁脑白质脱髓鞘；颅内 MRA 未见明显异常（图6-26）。

2. 超声表现 TCD 示脑血管超声未见明显异常；颈动脉超声示双侧颈动脉内膜不均增厚伴斑块（多发），右侧颈内动脉狭窄（起始段：＜50%）（图6-27）。

分析：结合影像学头颅磁共振+TCD、颈动脉超声检查，患者头颅核磁提示多发性脑梗死，MRA+TCD 提示颅内动脉未见明显异常；颈动脉超声提示存在右侧颈内动脉起始段轻度狭窄，但是患者多发性脑梗死不是由于右侧颈内动脉起始段轻度狭窄引起。

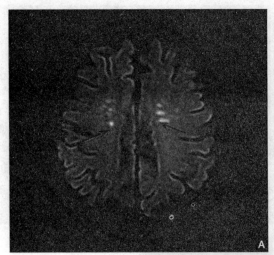
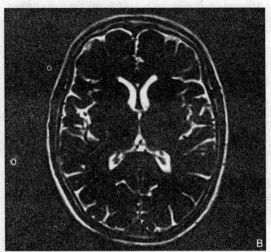
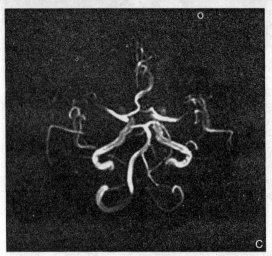

图 6-26 头颅 MRI 表现

A、B. 头颅核磁不同条件下显示：红色箭头所指双侧基底核区、额顶叶、脑干多发性脑梗死，部分软化；C. 颅内 MRA 未见明显异常

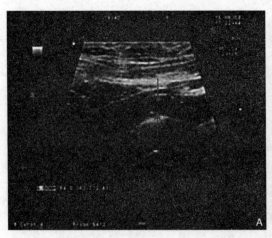
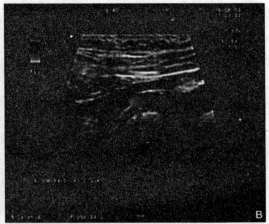

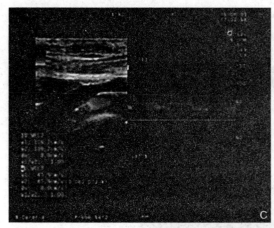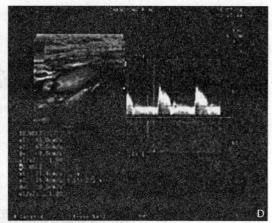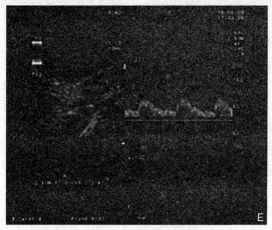

图 6-27　颈内动脉轻度狭窄超声表现

A. 超声二维显示右侧颈内动脉起始段管径变细，可见粥样硬化斑块（红色箭头所指）；
B. 超声 CDFI 显示红色血流束稍变细（红色箭头所指）；C. 超声 PW 显示狭窄处血流速度升高 116/46 cm/s；D. 超声 PW 显示右侧颈总动脉流速及频谱形态正常（狭窄前）；
E. 超声 PW 显示右侧颈内动脉远段流速及频谱形态正常（狭窄远段）

第七章 乳腺疾病的超声诊断

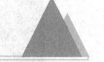

第一节 乳腺超声解剖、组织结构及生理

一、乳腺的胚胎发育

乳腺是人体最大的皮肤腺,其位置及功能属于皮肤汗腺的特殊变形,结构近似皮脂腺。乳房从外胚叶套入部发生于顶浆分泌腺的原基;开始发育的地方即以后形成乳头之处。乳腺的发育过程分为初生期、青春期、月经期、妊娠期、哺乳期、闭经期及老年期。各期变化均受内分泌的调节,形态有很大差异。

男女两性胚胎第1个月末,在躯干两侧鳃弓区与尾部间乳腺开始发生,胚胎9mm时出现一条带状的上皮增厚突起形成乳线。胚胎第2个月初约11.5mm,乳线多处上皮增厚成为乳嵴,由4~5层移行上皮细胞构成,下层为富腺管的间叶组织。嵴内产生顶浆分泌腺群。乳嵴内有多个乳腺原基,第3个月初仅留下一对原基继续发育,其余乳嵴萎缩、退化,消失不全形成多乳症。

乳腺原基为乳嵴皮肤上皮的局部扁豆状增厚,第3个月末至第4个月初呈球形突入皮肤内,第5个月生出25个上皮栓,末端肥大构成输出系统,皮栓的分支产生腺小叶。

基底部细胞向下生长,形成原始乳芽,进一步延伸成索状结构——输乳管原基。第6个月时输乳管原基开始分支,形成15~20个实性上皮索深入真皮。第9个月实性上皮索内出现空腔,由2~3层细胞围成乳腺导管,下端基底细胞形成乳腺泡的前驱结构——小叶芽。乳腺小芽形成于腺周围浅肌膜内,逐渐增大时把脂肪纤维推开位于胸肌肌膜上。出生后保持原状。直到青春期在雌激素作用下发育成末端腺管或腺泡。

胚胎32~36mm时乳腺始基表面细胞分化成鳞状细胞形成圆盘状乳腺区,周围结缔组织围绕,形成一凹陷,凹底有乳腺管开口。胚胎第5~6个月皮下产生顶浆分泌的5~12个乳晕腺。出生后乳头下结缔组织增生,乳腺区突起构成乳头。

将出生时,男女两性乳腺都由20~25条部分还无管腔的管构成,开口于乳腺区凹陷内。腺管呈放射状向各方与真皮内分支,末端膨大。上皮管的分化自漏斗状开口部起,连接细而长的输出管,经行乳头结缔组织内,输出管扩大部为输乳窦,自此发出分支。

二、乳腺解剖与组织结构

(一) 乳腺

人类一对乳房位于前胸。乳房的主要结构为皮下浅筋膜、蜂窝脂肪组织及内部的乳腺。

1. 形态和发育程度

因人与年龄及功能阶段而异。男性乳房的腺部通常不发育,周围脂肪组织极少,扁平无功能。成年女性未孕时乳腺呈圆锥形或半球形,紧张有弹性。乳房大部分由脂肪构成,大小与乳汁分泌无关。

2. 乳头晕和乳头

乳房中央部的皮肤变化形成。环状的乳头晕有许多微小的突起为分散的皮脂腺,授乳时使乳头滑润。年轻人乳头多呈玫瑰红色，妊娠期变褐色，随妊娠次数加深。乳头圆锥形突起，年轻人乳房顶点约与第4肋间相对。借基底环形纤维和附着于输乳管的纵行纤维的作用，以指触之自动突起。乳头皮肤脆弱易受伤，呈裂隙状擦伤疼痛，常为细菌进入门户。乳头晕可发生裂隙、湿疹或感染以致形成脓肿。

3. 蜂窝脂肪组织

位于乳房皮肤下面，乳腺即在蜂窝脂肪组织其间。

4. 浅筋膜、结缔组织

浅筋膜形成整个乳房的总被膜，且插进乳房内成为隔障，能扶持腺组织和脂肪组织。每一个输乳管周围都有结缔组织与皮肤相连。网状的结缔组织维持处女乳房的坚韧性与轮廓。授乳期结缔组织随腺体增加而不同程度软化和萎缩。经产妇结缔组织松弛，脂肪减少乳房下坠。乳腺与胸大肌间有薄层的乳房后结缔组织；乳房脓肿可波及此区，隆胸置入物常在此区。

（二）乳腺大体解剖

乳腺位于胸前壁乳房内，腺体及其纤维和脂肪组织在第2～6肋间，其宽度从胸骨旁线到腋中线，2/3在胸大肌前，外侧为腋前线，内侧达胸骨缘。腺组织大部分位于胸大肌肌膜上，小部分在前锯肌上。有些薄层的乳腺组织其上可达锁骨，内至胸骨中线，外侧达背阔肌前缘，外上侧可达腋下。伸进腋前皱襞，形成块状，似腋窝肿瘤。

乳腺的中央为乳头和乳晕。乳头内有15～30个输乳管开口；皮内有大量皮脂腺开口于输乳管口周围。乳晕在乳头周围的环形区，表面有5～12个小结节状的乳晕腺，是汗腺与乳腺的中间过度，单独开口乳晕区分泌脂状物有保护作用。妊娠及哺乳期乳晕腺特别发达。

（三）乳腺的内部解剖与组织结构

乳腺正常结构（指成年未婚、未孕妇女的乳腺）的主要基础是乳腺体，由皮肤大汗腺衍生而来的多管泡状腺和脂肪组织构成（图7-1）。

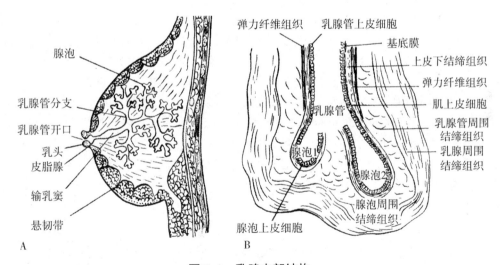

图7-1 乳腺内部结构

A. 乳腺叶，每个腺叶分成许多小叶，小叶由腺泡组成，其间充以叶间结缔组织；B. 乳腺管和腺泡，乳腺管内衬上皮细胞，外被原纤维基膜

1. 乳腺叶

成年女性的1个乳腺有15～20个乳腺叶，腺叶间被皮下致密纤维脂肪物充填，称叶间结缔组织。每个腺叶再分支成许多小叶，每个小叶外周为疏松黏液样纤维组织包绕，称小叶间结缔组织。小叶为乳腺解剖上的1个单元，由若干腺泡及相近的末梢导管汇聚而成。小叶最后为分泌单位即小泡。每个小叶由10～100个或100个以上的小管（管泡）组成，小管汇聚成末梢导管。小管外有肌上皮细胞螺旋状缠绕周围，收缩时可将腺泡内乳汁排出。部分分泌组织可能位于胸肌膜下乳房后结缔组织深处。乳腺叶

的数量固定不变,而小叶的数量和大小有很大变化。

2. 小叶内间质

为疏松的黏液样或网状结缔组织,是小叶实质的一部分,随卵巢分泌功能状态变化。小叶内结缔组织在生理和病理上有重要意义,管内型纤维腺瘤、纤维细胞肉瘤、乳腺增生性病变均与此层有关。而小叶间致密结缔组织不受内分泌功能状态影响。

3. 乳腺导管系统

乳腺叶有一根单独的乳汁排泄管即输乳管。15~20条输乳管以乳头为中心放射状排列。输乳管末梢部分与乳腺小叶的腺泡小管相通。在乳头附近,输乳管囊状膨大,呈梭形或壶腹样称输乳窦,可暂存乳汁。输乳管末端变细可相互汇合,开口于乳头输乳孔。

输乳管自成系统,乳晕下方为大导管,其下叶间导管,再分为中导管和小导管(小叶间导管),最终为末梢导管,其末端10~100个或以上的小管构成乳腺小叶。哺乳期乳汁自乳腺周边乳腺小叶的末梢导管,汇聚至小导管,数个小导管汇聚流入中导管、大导管,经输乳窦暂时储存,最后由乳头的输乳孔开口排出。

4. 乳头、乳晕

为复层鳞状上皮细胞被覆,基底层有黑色素沉着。乳头乳晕的致密结缔组织内有乳腺导管、血管、淋巴管、平滑肌;皮下组织内有圆锥状的平滑肌性格子网,顶尖细、底部宽,以弹性腱固定于结缔组织内。乳晕上皮下有乳晕腺、汗腺、皮脂腺;无脂肪组织。

5. 乳腺内脂肪组织

乳腺周围的脂肪组织呈囊状,其中有不同走向的结缔组织纤维束,称柯氏(Cooper)悬韧带;由腺体的基底部连接于皮肤或胸部浅筋膜形成分隔乳腺叶的墙壁和支柱,有固定乳腺位置的作用。乳腺基底面稍凹陷,与胸肌筋膜间有疏松的结缔组织间隙称乳腺后间隙,使乳腺可轻度移动。

6. 乳房血管

血管、神经、淋巴管分布在小叶间质。

(1)乳房动脉:供血动脉来自三处,主要为胸外侧动脉及胸廓内动脉,来自肋间前动脉的多少不定(图7-2)。①胸外侧动脉:起自腋动脉第2段沿乳腺外侧下降分支供应乳腺,并与胸廓内动脉的穿支吻合。②胸廓内动脉:其上4或5肋间隙的皮肤穿支供应乳腺,其中1、2或2、4两支较大。③肋间前动脉:第2、3、4肋间的外侧分支供应乳腺,起自锁骨下及乳房内动脉位于锁骨胸骨端后方,沿胸骨外侧缘(相距1.25 cm)平行地下行进入胸廓。④胸肩峰动脉分支或腋动脉直接发出的分支称乳房外侧动脉:穿过胸大、小肌至锁骨下方,下降至乳头供应乳腺。因此,供应乳腺的动脉皆来自上方两侧,横行朝向乳头,在胸膜上向下、前和内侧走行,在小叶间结缔组织内形成一致密的毛细管网,沿输出管至乳头下网,腺体深面无大血管进入。乳头和乳晕区的血液供应由后方进入。

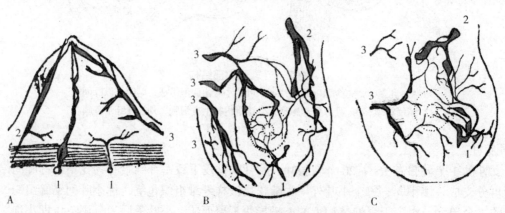

图7-2 乳腺血液供应

主要血管围绕乳头吻合 A 水平切面,B、C 前面观

1. 来自肋间动脉;2. 来自胸外侧动脉;3. 来自胸廓内动脉

（2）乳房静脉：在乳晕深处形成静脉丛，再形成辐射状较大的静脉。①一部分静脉通过胸廓内静脉的肋间穿支汇入胸廓内静脉，再至头静脉；②一部分静脉汇入腋静脉；③一部分静脉通过肋间回流至奇静脉系统，再至上腔静脉。

乳腺静脉分两组，浅静脉紧贴皮肤位于浅筋膜下面由淋巴管伴行；深静脉与动脉伴行。横向的静脉向胸骨旁回流，在中线两侧有吻合；纵向的静脉向上行走，注入颈根部浅静脉，再回流颈前静脉。深静脉分别回流至胸廓内静脉、腋静脉、奇静脉或半奇静脉，再流入脊椎静脉丛。

（3）乳腺的神经：起自血管周围网及毛细血管周围网，感觉末梢居于乳头及腺内。

7. 乳房淋巴系统

乳腺内部含有极为丰富、微细的淋巴管网，起始于腺泡周围的毛细淋巴间隙。淋巴网包围着腺小叶、输乳管和腺泡，即输乳管和腺泡周围淋巴管。这些淋巴管与在腺体间组织内分支的叶间淋巴管及皮下组织和乳房后组织内畅通。乳腺区淋巴管分别引流皮肤及腺体两组，引流皮肤的淋巴管呈辐射状，乳腺外份的淋巴管汇入腋淋巴结为主，其次为胸骨旁淋巴组。上份的淋巴管汇入锁骨上淋巴结。内上的淋巴管大部分进入胸骨旁淋巴结。乳腺实质的淋巴结75%汇入腋淋巴结。极少数乳房淋巴管从乳腺内侧随着血管的穿支通过肋间内侧，经纵隔障导致沿内乳动脉排列的前纵隔淋巴结。

淋巴液通过淋巴网按不同部位回流至淋巴结，绝大部分汇入腋淋巴结，小部分汇入锁骨及胸骨旁上淋巴结。

三、乳腺生理

乳腺是性激素的靶器官，与子宫内膜一样受内分泌周期性调节。出生后乳腺发育不完善，幼年乳房系小管构成，腺组织极少，借纤维隔障与皮肤相连。

女性乳腺组织随年龄和性的成熟及雌激素分泌量增多逐渐发育。青春期后迅速增生，形成腺泡和小叶。有月经来潮，产生乳腺结构周期性相应的生理变化：卵巢开始分泌卵泡素和黄体酮刺激乳腺体增生导管增多，间叶结缔组织和脂肪也明显增多；并有充血水肿使乳房增大，自觉肿胀不适或胀痛感，月经后可恢复正常。静息期乳腺小叶无明显的腺泡，妊娠及哺乳期，乳腺才达到充分发育小导管末端有腺泡形成。从性成熟期开始直到绝经后，雌激素及黄体酮的缺乏致乳腺逐渐退化，腺泡及部分导管均萎缩。乳腺的声像图亦随着各周期相应变化，超声检查者必须熟悉乳腺结构解剖与生理变化，才能正确掌握乳腺的声像图。

第二节　乳腺超声检查方法

一、一维彩色多普勒常规检查

（一）了解病史及一般检查

1. 病史询问

乳腺超声扫查前，即使健康人亦需询问与乳病相关的病史，如月经期或两次经期间，乳房有无短时间的不适、隐痛、胀痛；或自觉乳房内有无高低不平、块物。育龄妇女分娩后哺乳期是否有足够乳汁及断乳方式等。

2. 视、触诊

两侧乳房常规视、触诊对比检查。乳房外形有无形态失常，皮肤表面呈橘皮样、牵拉；乳头有无凹陷、扭曲。内部质地有无异常肿块，部位、大小、边界、软硬、移动性及压痛等。正常乳房的能动性为突出的特征，触诊时易从手指下滑脱，很难诊断小肿块；故应取仰卧位以手掌平放在乳房上，把乳腺大部分压抵在坚硬的胸壁上，这样可准确发现小肿瘤或囊肿。

(二)超声仪器条件

1. 仪器调节

检查前将灵敏度调到最佳状态,获得乳房各层结构清晰的二维图像。

(1)组织谐波成像技术减少脂肪组织的噪声对图像的影响。

(2)发现病灶时调整焦点置于病灶水平;必要时可选用 2~3 个焦点使图像更加均匀柔和。

(3)像素优化技术对不规则图像重新计算排列,减低斑点噪声,可使组织血管的边界显像增强、清晰。

(4)梯形探头可扩大病变中、远场的范围,有利于病灶基底部浸润深度的观察。

(5)超声全景成像,较大病变梯形探头扫描不完整时选用,手执探头连续移动扫描的实时图像,经计算机处理后获得大面积、低噪声、高清晰度的宽景图像,能显示病灶完整形态与进行大小的测量。局部放大功能检查乳腺小病灶或 1 cm 以下的微小病灶,其内部的微细结构、钙化微粒、微细血管及边缘状态能清楚显示。

2. 探头频率

2D 彩色超声仪通常使用 5.0~17.0 MHz 高频探头。乳房硕大、乳腺肿块较大(4 cm 以上)或多发、弥漫性的病变,由于高频探头的有效长度多 < 4 cm,不能显示病灶的完整形态与大小时,先用 3.5~4.0 MHz 线阵探头。扫描深度调至能看到乳腺深部胸大肌与肋骨的回声为宜,可观察病灶的全貌,提示病灶的位置、大小,尤其炎性病变血管充血水肿或乳腺深部较大的脓肿。3.5~4.0 MHz 有利于彩超显示病变丰富的血管构架,整体与局部分布的疏密;然后再用高频探头详查局部情况(图 7-3)。

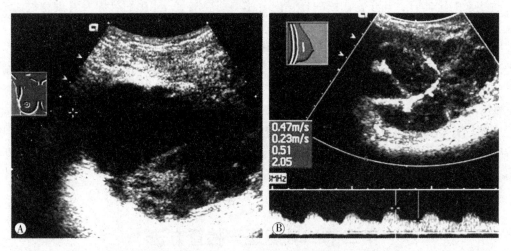

图 7-3　4 MHz 线阵探头检测乳房巨大囊腔显示病灶全貌

哺乳期多房性乳汁潴留囊肿。A. 4 MHz 探头检测右乳巨大囊腔 11 cm×8 cm,液性低回声有杂乱絮状条索,边缘不规则;B. 彩超显示腔内纤维间隔及周围组织血流信号丰富,动脉 RI 低 0.51

3. 血管彩超检查

需降低彩色速度标志,彩色增益灵敏度需适中以不产生彩色噪声为宜,乳房、乳腺病灶血管彩色显示的多少与仪器的质量有关。高档彩超仪血流彩色较容易看到,且无彩色溢出;血管形态清楚,动脉、静脉并行;可能检测直径 0.01 mm 左右的微细血管,多普勒显示相应的频谱形态,并能测出微小动脉的低速血流与 RI。中档彩超仪血流彩色显示的多少与检查者的耐心程度与花费的时间相关,快速检查仅能看到血流的某些段面,难以检测 1 mm 直径以下的血管或有彩色溢出。低档彩超仪显示血流彩色常有一定的难度。故看不到血流彩色不等于乳腺病变没有血管增生。

感兴趣区即彩色取样框,依据病灶大小形态与检测目的确定。观察病灶整体及其与周围组织血流的全貌,取样框应大于病灶,检测导管内微小结节的血流需局部放大,取样框缩小至导管内微小结节的周围。观察与增粗导管并行的血管长度取样框可呈长方形。

血流速度测量需降低壁滤波 50 Hz 以下；速度标志每小档 < 1 cm/s。多普勒取样容积（取样门）调至 0.5 mm，置于血管彩色血流中心，声束与血流方向的夹角（θ 角）一般 < 60°。取样容积或 θ 角过大可影响血流速度的测量。

4. 血管能量图

多普勒信号能量的强度不受血流方向和入射角的影响，提高了血流检测的敏感性并能显示低速血流。一般动静脉同时显示无方向性，但近年有的仪器用不同的彩色显示动静脉血流方向。

（三）乳腺超声检查方法

1. 检查体位

一般取平卧位，两上肢肘关节呈 90°，自然放在头的两侧。必要时可根据乳房病变情况侧卧位或坐位。

2. 常规检查方法

按乳腺解剖结构检查，探头长轴与乳管长轴平行或垂直，以乳头为中心从 1～12 时钟位，放射状顺/逆时针连续转动检查显示整个乳房内部结构、乳管系统与乳管间乳腺叶组织的回声。

（1）纵、横及冠状切面检查：探头横行扫查乳头外侧到内侧，从上（自胸骨角水平）向下（剑突水平）；探头纵行扫查自腋前线到胸骨旁线。较大乳房或大肿块（检查者用一手固定）从内、外侧或肿块最大长轴冠状切面检查。

（2）乳房血管：彩超检查各层组织内血管的长、短轴分布特征，以及病变血供来源、走向。

（3）两侧对比无论单或双乳病变，以及乳房普查，均应左右两侧对比检查，以防遗漏病变。

3. 图像基本要求

显示乳房各解剖层次、乳腺叶组织、乳管系统与周围组织图像。乳腺病灶内、外的正常、异常结构的声像图表现。

（1）乳管长切面：乳管长轴自乳腺边角至乳头间图像。乳管与乳腺叶组织分布的密度。

（2）乳管横切面：乳管断面与腺叶的图像。

（3）乳头：三方向扫查前后径、左右径及冠状斜切面，显示乳头外形与大导管的关系。

（4）血流图：乳房、乳腺正常异常病灶血流彩色显示后，应以多普勒频谱速度测量确定。

（5）乳汁动力学哺乳期乳汁及动力学的图像特征。

4. 异常、病变回声标记与测量方法

（1）用时针定位：平卧位，1～12 时钟位置标记异常回声、病变所在部位。

（2）按乳腺解剖层次：标记异常回声属于脂肪层及乳腺内、外。乳腺病灶位浅层、基底部、中间或乳腺外区、近乳头中心区。多发性、回声多型性病灶，应逐一标记具体位置；特别是临床触诊难以扪及的小病灶，尽可能明确。

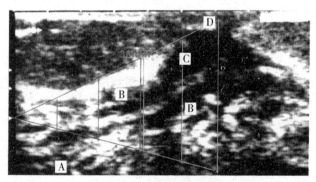

图 7-4 乳腺超声分区

A. 小乳管；B. 中等乳管；C. 大乳管；D. 乳头。

外区 1～30 mm（垂直双线与 A 间）；中心区 30 mm 到乳头（双线与 D 间）

（3）乳腺分区测量：乳腺的形态近似馒头或山峰形，各部位形态、结构及厚度不同，不同生理阶段妊娠期与哺乳期大小形态及乳管内径均发生明显改变。为取得相对准确的检测方法，于乳管长切面将乳腺分为外区与中心区（图7-4），分别测量定点部位腺体厚度与内部导管内径。自乳腺与周围脂肪分界的边缘至乳头30 mm处的三角形内为外区，该点前后径代表乳腺外区厚度。30 mm至乳头之间范围为中心区，乳头下垂直距离为乳腺最大厚度。

注意事项：病变定位时体位与探头切面的方位相对固定，探头方位偏斜、随意转动体位、乳房位移，病灶亦随之变化，可造成小病灶难以准确定位；或出现假阳性或假阴性。

（四）腋窝区检查

腋窝区皮下脂肪丰富，除各肌群和腋动脉、静脉外，由乳腺的边缘淋巴网传出的淋巴管至腋窝部淋巴结、上肢回流的深、浅淋巴管均汇入腋淋巴群。

1. 腋淋巴结分为五群

肩胛下、外侧、胸肌、中央及尖群。后三群与乳腺有关。

（1）胸肌淋巴群：位于腋前皱襞深处，沿胸外静脉排列相当于第3肋浅面。

（2）中央淋巴群：位于腋窝上部脂肪组织中。肋间臂神经从中通过，淋巴结病变神经受压臂内侧痛。

（3）尖淋巴群（锁骨下淋巴结）：后为腋静脉，前为胸锁筋膜，位置深体表不易触及。

2. 超声检查

上臂外展，充分暴露腋窝区，探头沿腋动、静脉走行进行血管长轴和横切面扫查。仔细观察，皮肤、皮下脂肪组织、各肌群肌膜、肌纤维纹理及血管壁的回声是否清楚；有无异常高回声或低回声的结节、团块；其形态、大小以及内部血流。腋窝区的皮肤与皮下脂肪组织层中注意有无副乳的异常回声。结合病史考虑淋巴结增大、炎性、转移性，抑或副乳、脂肪瘤。对某些乳腺肿瘤手术切除术后，上肢肿胀者，注意静脉回流有无受阻，有无异常扩张的管腔。

二、乳腺灰阶容积3D成像、彩色血流、血管能量图、B-Flow3/4维成像

1990年代末ATL-HDI 5000型超声仪，用2.5 MHz及L12-5 MHz高频探头，在二维彩色多普勒超声的基础上进行血管三维超声成像。3D图像重建方法：2D彩超预检确定取样部位，探头沿血管树解剖分布，做长、短轴切面30°～50°间连续手动均匀扫描。成像后，电影回放在5～15帧图像中任选帧数，自动3D重建静态及实时动态图像。图像叠加重建过程，可直接观察识别血管增生与缺损区；或变换重建图像幅数、背景颜色。

（一）仪器方法

1. 仪器

根据乳腺病灶的大小，选用频率8～12 MHz或3.5～4.0 MHz探头，先行2D彩超常规检查，确定病灶的部位。测量乳腺肿块的大小、数目、形态、边缘及内部回声，钙化灶的大小及腋窝淋巴结有无增大与血流情况。

2. 三维成像

2D彩超检查后GE Voluson730-expert 2D高频方形探头SP5～12 MHz，三维容积RSP6～12 MHz或3.5 MHz探头三维成像。选最大扫描角度29°，启动仪器程序，自动扫描重建灰阶、彩色血流、血管能量图及B-Flow三维成像。全部存储静态、动态图像。

（二）乳腺容积3/4D图像

屏幕显示四幅图像A纵切、B横切、C冠状切面三平面的图像及D重建的三维空间立体图像（图7-5）。3/4D动态图像常用的两种重建方式如下。

（1）移动A平面中绿色取样线的位置，其他B、C切面同步移动，3D图像亦随之变化，可获病灶的不同部位的形态、内部结构及边缘的立体图像。

（2）电影回放3D立体图像，在360°旋转中，按需调整旋转方向与角度；获得不同方位组织或病变的空间立体形态、边缘、基底浸润深度、周围组织及血管结构。

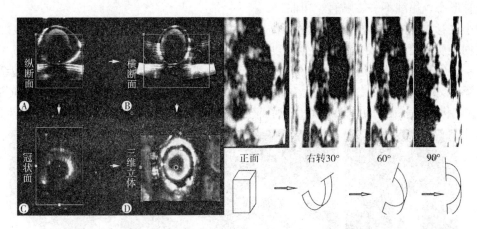

图 7-5　乳腺灰阶容积 3/4D 超声成像的图方位与动态旋转角度

左图：鹌鹑蛋 3D 图像示意。A. 纵切；B. 横切；C. 冠状切面三方位图像；D. 叠加重建的三维空间立体图像。右图：乳腺灰阶容积三维成像电影回放从正面向右转动，不同方位边缘形态基底浸润深度及周围组织

（三）彩色血流图、血管能量图 3/4 维成像

显示病灶内外血管增生程度的空间结构分布、粗细、局部扩大或狭窄、走行自然陡直或扭曲，提供一种直观的血流分布模式对鉴别乳腺疾病性质有帮助。

（四）B-Flow（B-F）3/4 维成像

以往 2D 超声 B-Flow 血流成像仅用于较大动静脉，或某些内脏血管检查。2008 年后我们将其用于甲状腺、乳腺等浅表器官血管检查。B-Flow 三维成像时不受血流方向及取样角大小的限制，没有血流溢出，形成的伪像，较彩色与能量图的显示更为真实。B-Flow 能显示微细血管的内径大小在 100 μm 左右。尤其 4D 动态显示血管的空间立体构架，可了解肿块内外主供血管的来源、走向、分布范围、密集程度，病灶浸润方位。可作为彩色与能量图血管检查的补充。

方法：黑白图像显示病灶区，仪器的亮度与对比度调节适当，以能见血管内自然血流图为宜。2D 超声 B-Flow 显示血管进行三维成像后，动态旋转，获得病灶内血管结构的立体、空间图像。由于仪器分辨率的限制，对血流丰富的病变可取得较好图像（图 7-6），不适于心血管病变。

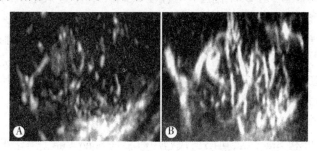

图 7-6　乳腺恶性肿瘤血管能量图及"B-F"3D 图像

A. 乳腺癌血管能量图；B. "B-F"三维成像，均见肿瘤内血管密集纹理清楚

提高血管 3D 成像的效果，经常在乳腺超声造影后扫描，原因是超声造影剂增加多普勒信号。恶性肿瘤血管粗细不等，扩张扭曲，边缘进入病灶内，构成紊乱的血管团、血管网，与良性肿瘤血管粗细均一，树枝状分布，易形成明显对比。

（五）乳腺病灶 3/4 维成像血管结构分析

病灶内血管结构的表现：包括肿块内、外血管的位置、形态、数量、功能与周围组织的关系。

（1）供血主干血管支数，分布在边缘或进入实质内。

（2）血管分支多少、长度达病灶的 1/3、1/2、2/3。

（3）血管形态，粗细不一、顺直、扭曲。
（4）微小血管纹理清楚、密集、缠绕成团、点状稀疏散在及彩色多普勒血流动力学参数。
（5）依据乳腺血管上述表现确定增生程度（图7-7）：①血管明显增多：主干血管2～3支进入病灶，各有2～3个分支，长度达病灶的1/2～2/3，微小血管多个；或形成较完整的血管包绕。②中度增多：主干血管1支以上，分支2个，长度1/2、散在微小血管。③少许增生：周边或内部血管1～2支，长度1/3以下点状稀疏散在。④病灶周边血管：液性病灶内无血管，仅在周边或多或少微小血管。

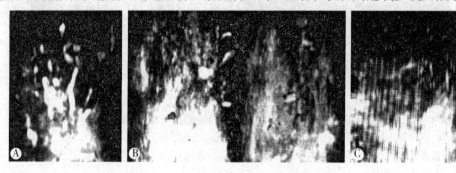

图7-7 乳腺浸润性导管癌3D能量图
血管结构增生程度 A. 血管明显增多；B. 血管中度增多；C. 少许增生

三、乳腺超声造影

超声造影曾被认为是医学发展的新里程碑，近10年来进展极快。造影剂微泡经周围血管注入体内，迅速显示组织的血管灌注情况，用以诊断脏器病变。经临床研究证实超声造影微血管成像直观、动态显示的特征与DSA一致。因其对人体无毒无害，广泛用于多种病变的检查，尤其浅表组织乳腺、甲状腺或其他病变的研究。

（一）超声造影的组织学基础

血管是超声造影的组织学基础，不论良性、恶性肿瘤及炎性病变组织内的血管均有不同的变化。肿瘤生长依赖血管，实体瘤的发展分为无血管期和血管期。肿瘤早期间质内无血管，瘤组织难以超过 $2\sim3mm^3$，吸收营养排泄代谢废物靠周围正常组织的扩散作用。实体瘤组织内一旦亚群细胞转化为促血管生成的表型，就开始形成新生血管进入血管期，为瘤组织提供营养物质和氧气，新生血管通过灌注效应和旁分泌方式促进生长。超声造影剂微泡平均直径2.5 μm，不进入组织间隙，停留在血池中，能反映微血管密度的高低。其黏度与血液相似，不含蛋白基质成分，不影响血流速度。造影剂二次谐波信号比人体自然组织谐波信号强1 000～4 000倍，造影中微泡作为强散射体提高血流信号强度，使缺血供、低流速的血管、部位深在、体积较小病灶内的血流信号易见。微泡外膜薄软稳定性好，在低机械指数声波作用下"膨胀 – 压缩 – 再膨胀 – 再压缩"非线性振动而不破裂，在血池中存留时间长适于造影中实时观察。

（二）超声造影方法

1. 超声造影剂

当前使用的主要为意大利Bracco公司第二代超声造影剂Sono Vue（声诺维），国内广州、重庆等院校使用自制的全氟显等。

2. 超声造影仪器

应有能显示微泡在造影组织中实时充盈的动态过程，以及分析结果的特殊软件。多用8～12 MHz或13～17 MHz高频探头。乳腺肿块4 cm以上或巨大，高频探头不能扫查整个病灶，可用4.0 MHz线阵探头。

3. 造影方法

造影前调整仪器至造影模式，仪器设定在低机械指数状态。
iU22 L9-3宽频线阵，脉冲反相谐波，MI 0.07。彩超检查后肘静脉注入造影剂全氟显0.02 mL/kg，3 min连续动态存储图像。

Acuson Sequoia 512 超声仪、CPS 造影模式（contrast pulse sequencing）和 Aco 分析软件（Autotracking contrast quantification）。图像调制 CPS 状态，探头输出功率 15～21 dB，MI 为 0.18～0.35，启动自动优化键。造影时患者平静呼吸。造影剂 Sono Vue 微泡为磷脂微囊的六氟化硫（SF_6）常规配制造影剂 5 mL。造影剂 2.4 mL，肘静脉团注，推注生理盐水快速冲洗。一般造影剂分 2 次进行，首次注入后连续观察 4～5 min，同步记录动态图像。如效果不满意，第 2 次更换病灶不同部位，或对其他病灶及增大腋窝淋巴结造影。

（三）图像分析方法

1. 直接观察

造影剂注入后肉眼观察微泡在组织内外实时灌注的全过程（图 7-8A），进行初步判断：①微泡充盈的出现、增强时间，速度、部位，开始消退的时间。②微小血管灌注过程、分布形态范围，变化势态；病灶内残留微泡的表现。③与病灶周围或正常组织充盈、消退的表现比较。④血管多普勒频谱显示可听到微泡破裂的爆破声。⑤造影后病灶彩超、能量图及 B-Flow 3D 成像血管增强程度。

2. 时间强度曲线分析

各仪器的分析软件采用的方法虽略有不同，但主要分析参数近似。造影录像回放，用不同颜色在 2D 图像病灶边缘、中心区及周围组织取样，形成时间—强度曲线，测量各参数进行定量分析（图 7-8B）。

包括：①到达时间 -AT：注入造影剂至病灶出现造影剂的时间。②达峰时间 -TTP：造影剂注入至峰值所需时间。③峰值强度 -PI：造影达到峰值的强度。④上升斜率 -A、本底 -BI、拟合曲线斜率 -β 及拟合度 -GOF。或用峰值强度达峰时间、曲线下面积、廓清时间；计算血流灌注参数及平均灌注参数，量化分析。为验证肿瘤内新生血管超声造影可靠性与光电镜观察及超微结构改变对照。

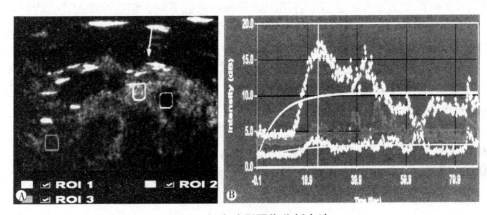

图 7-8 超声造影图像分析方法

A. 直接观察：病灶内外微泡灌注出现时间、强度、部位及消失的全过程（ROI 1、2、3 彩色为图中各取样部位）；B. 时间强度曲线分析：图 A 中各颜色在 2D 图像取样区形成相同色彩时间 - 强度曲线测量各参数进行定量分析

3. 乳腺超声造影灰阶图像彩色编码分析 Sono-LiverR CAP 造影分析软件（clinical application package）能将组织结构造影微泡的灰阶图像变化，转换为彩色强度的显示。即病灶内造影剂灌注的强度与周围组织强度比较，其差异用不同的彩色显示出来。灰阶强度定义为从 0～1 000 dB，彩色编码显示为从黑色 - 深蓝 - 浅蓝 - 黄色 - 红色 - 紫红过渡。肿块内深红色区域为高增强，蓝黑色为低增强。另外，逐点分析病灶内各点参数（上升时间、达峰时间、峰值强度、平均渡越时间等）组成参数分布图，显示病灶内血管造影剂灌注状态。CAP 软件用于乳腺肿块的良性、恶性分析。

方法为常规彩超显示血流最丰富的切面后，转换为 CPS 条件状态，超声造影按常规进行，将获得的造影图像直接动态传入 CAP 工作站。

（1）CAP 软件分析方法

①将造影图像常规选择三个感兴趣区（ROI）：a. 边界 ROI 描画整个被分析的区域的轮廓呈蓝色边

框；b. 病灶ROI，呈绿色边框；c. 参考对照ROI，即蓝色边框区减去绿色边框区的范围。

②CAP软件自动显示时间强度曲线图和参考对照时间强度曲线图（黄色表示）的大小不同分为高增强组和低增强组。当绿色曲线大于黄色曲线为高增强，绿色曲线小于或等于黄色为低增强。

③肿块内高增强区再次勾画呈紫红色区域自动算出高增强区域面积，用于计算高增强区与肿块总面积比值，取三次平均值进行比较。

（2）最后综合分析：2D、彩超、3D成像及超声造影结果综合分析，提示诊断。造影剂充盈状态与二维彩色血流多少密切相关，借助超声造影微泡在乳腺血管的充盈速度、时间与强度，显示正常与病变组织血流动力学的特征。不同部位、不同回声性质及不同血流状态下取样所获得的时间-强度曲线参数有差异。从中找出正常组织中的造影微泡流动的规律，病变组织造影表现与其病理结构有关，目前主要用于乳腺良性、恶性肿瘤的鉴别诊断。

四、乳腺超声弹性成像

以往乳腺肿块多以触诊的软硬度估测病灶的良性、恶性。然而较小的早期肿块、位置深在、张力极大的囊性、囊实混合病灶以及皮下脂肪较厚的乳房，触诊检查则难以发现病灶。2D、彩超、3D成像等现代诊断方法，对乳腺病变的诊断发挥了重要作用，但在良性、恶性的鉴别中仍需进一步提高。

（一）弹性成像技术

1991年，有学者提出弹性超声概念，它是用于测量组织和病灶弹性硬度的新方法。利用超声探头向组织发射超声波信号激励组织，因应力产生的局部力学变化，提取压缩前后与组织弹性有关的超声回波信号间的时延参数，推算出组织的弹性系数，并用灰阶或伪彩图像反映出来，称为超声弹性成像。弹性系数的大小可反映组织的硬度。乳房中各组织成分弹性系数不同，脂肪组织最小，含纤维的腺体稍大于脂肪，而实质性增生肿瘤更大于脂肪。在2D和彩色多普勒的基础上超声弹性成像揭示乳腺肿块的弹性特征及参数。超声弹性移位用半静态的压缩（quasi-static compression）或者组织的动态震动（dynamic vibration）产生，继而发展了许多方法。3D弹性图像为正确重建的静态经验资料声学和弹性移位资料的积分重建，在试验阶段已经得到成功。

（二）超声弹性成像方法

1. 仪器

目前有日立公司的EUB-8500型超声仪，与Acuson AntaresVFX13-5高频探头超声仪。以彩色编码从红至蓝的变化，表示病变组织从"硬对应红色"到"软对应蓝色"的变化。感兴趣区中的平均硬度以绿色表示。

2. 方法

2D和彩色多普勒超声检查乳腺病变后，切换为实时组织弹性成像，进行评分诊断。平静呼吸，显示最大切面并固定，双幅实时观察2D及弹性图像，判断病灶与周围组织应变程度的相对值。分别测量病灶直径L0和L1，面积A0、A1。

（1）计算直径变化率[（L0-L1）/L0]、面积比A0/A1。

（2）弹性图像定量参数：硬度分级，以图像中彩色编码代表组织弹性应变的大小为依据。绿色——组织编码的平均硬度，红、黄色——组织硬度大于平均硬度，紫、蓝色——组织硬度小于平均硬度。

（三）弹性硬度半定量分级

紫色（1级），蓝色（2级），绿色（3级），黄色（4级），红色（5级）。

1. 硬度

恶性肿瘤4级以上86.2%，3级以下13.8%；良性3级以下37.8%，4级以上62.2%；4~5级恶性高于良性。

2. 直径、面积

良性2D与弹性无统计学差异；恶性2D与弹性有统计学差异。

第八章 心脏疾病的超声诊断

第一节 解剖概要

一、心脏解剖

心脏为前后稍扁的圆锥形、中空肌性器官，与动、静脉血管相连，起着动力泵的作用，是循环系统的重要枢纽。在生理情况下，它有节律地搏动，将血液泵入主动脉和肺动脉，再经体循环和肺循环，由上、下腔静脉和肺静脉回流到心脏。心脏的泵血功能受心脏传导系统产生的自律性冲动控制。冠状循环供给心脏血液，以保证心脏正常的生理活动。神经、体液对心脏的活动有调节作用。我国公民心脏长 12~14 cm，横径 9~11 cm，前后径 6~7 cm，近似本人拳头大小。心脏重约 260 g（男性 285.91 g，女性 250.7 g）。

（一）位置与外形

心脏斜位于胸腔中纵隔下部，1/3 在正中线右侧，2/3 在正中线左侧，心尖朝向左下方，心底在右后上方，长轴与身体正中线约成 45° 角。心脏前方两侧大部分区域被肺和胸膜遮盖。心脏后方邻近支气管、食管、迷走神经和胸主动脉等。心脏两侧与胸膜腔及肺相邻。心脏外形分为心尖、心底、胸肋面、膈面、左侧面、左缘、右缘、下缘等。心尖较为圆钝，由左心室构成，位于左锁骨中线内侧 1~2 cm 处，邻近胸壁。心底较宽，大部分由左心房、小部分由右心房构成。上有升主动脉，升主动脉的左前方为肺动脉，肺动脉在主动脉弓下面分为两侧横行的左、右肺动脉；升主动脉右侧为上腔静脉；后方为左右两对从两侧注入左心房的肺静脉；上、下腔静脉分别从上、下注入右心房。胸肋面又称前壁，朝向左前上方，其右上大部分为右心房，小部分由左心房构成；左下由右心室前壁（2/3）和左心室前壁（1/3）构成。膈面即为心脏的下面，又称后壁，较为平坦，由左心室（2/3）和右心室（1/3）构成，贴于膈肌中心腱上方，其下方为肝脏和胃体。左侧面大部分由左心室构成，小部分为左心房，为心脏的侧壁或肺面。心脏左缘圆钝，主要由左心室形成，上方一小段为左心耳，斜向左下到心尖。右缘较锐，又称锐缘，从上腔静脉根部到心尖部，成为方形，其上部由右心房构成，呈垂直位，下部由右心室构成，呈水平方向的横位，为心脏膈面与胸肋面的交界缘，故又称为下缘。

（二）心脏各腔的形态结构

心脏内部分为四腔，其后上方为左、右心房，壁较薄；前下部为左、右心室。同侧心房与心室间有房室口相通，但左右心房间、左右心室间正常互不相通，分别有房间隔、室间隔分隔，房间隔分隔心房为左、右心房。房中隔构造除两侧房面为心内膜外，中间夹有结缔组织，并有部分肌束。房间隔在卵圆窝处最薄。室间隔大部分由肌肉构成，较厚，为肌部室间隔。小部紧邻主动脉口下方的室间隔，较薄，缺乏肌质，为膜部室间隔。

1. 右心房

右心房位于心脏的右上部，呈不规则的椭圆形，内腔容量约为 57 mL，右心房壁较薄，仅 0.2 cm。其前部呈锥体状突出，在主动脉根部右侧，称右心耳。右心房内腔可分为位于后外侧半的腔静脉窦和内侧半的右心耳内腔后部分，二者交界处形成界嵴。腔静脉窦的内侧面较光滑，右心耳内腔呈三角形，腔壁上附有从界嵴向前突出的平行柱状的梳状肌，因此右心耳内面粗糙不平。右心房的前上部紧邻主动脉根部，由于主动脉窦的膨隆而致主动脉隆凸。右心房内侧壁的后部即为房间隔，其下1/3部位有一卵圆形凹陷，称为卵圆窝，为胚胎时期的卵圆孔出生后闭锁的遗迹。若闭锁不全，则形成继发孔型房间隔缺损。

2. 右心室

右心室位于心脏的右下部，呈烟斗形，主体在右下，柄向左上。右心室壁厚0.3～0.4 cm，为左心室壁厚度的1/3。右心室分为流入道和流出道，以室上嵴为界。流入道为右心室的主要部分，其入口为右心房室口，周缘附有3个叶片瓣膜，称三尖瓣，按部位分为前瓣、后瓣和隔瓣。瓣叶的底部附于房室口处的纤维环，瓣叶的尖端、边缘和心室面通过腱索连于右心室相应的前、后、内侧（隔侧）三组乳头肌上。纤维环、三尖瓣、腱索和乳头肌在功能上为一整体，协调活动，防止血液从心室反流入心房。右心室壁内面大部分较粗糙，室壁肌束形成交错的肌性隆起称为节制束或调节束。右心室流出道是右心室腔向左上方的突出部分，称动脉圆锥或漏斗部，动脉圆锥出口为肺动脉口，周缘有三个半月形的瓣膜，称肺动脉瓣，瓣膜开向肺动脉。

3. 左心房

左心房位于心脏的左后上方，构成心底的大部分。左心房呈卵圆形，其向左前延伸的耳状突出称为左心耳，位于肺动脉的左侧。左心房后壁两侧左右各有一对肺静脉入口，为右肺静脉与左肺静脉入口。左心房的出口为左心房室口，位于前下方，向下通向左心室。左、右心房之间为房间隔，呈长方形，下界有卵圆膜覆盖于卵圆窝。

4. 左心室

左心室位于心脏的左下部，右心室的左后方，左心房的左前下方。内径呈圆锥体形，锥尖向着心尖。左心室入口为左心房室口，出口为主动脉口。左心房室口处有两个近似三角形的帆状瓣膜，称二尖瓣。位于房室口与主动脉口之间的二尖瓣前瓣将左心室内腔分为前后两部分，前半为流出道，后半为流入道。前后瓣底部处借前外侧连合和后内侧连合联合。二尖瓣的边缘与室面通过腱索连于乳头肌。左心室的乳头肌有两个，前乳头肌起于左心室前壁，后乳头肌起于后壁。主动脉口处有三个半月形的瓣膜，称主动脉瓣，分别为左冠瓣、右冠瓣与无冠瓣。瓣膜与主动脉壁之间的内腔称主动脉窦。左冠瓣与右冠瓣口主动脉窦处分别有左冠状动脉和右冠状动脉的开口。

（三）心壁结构

心壁由内向外分为心内膜、心肌层和心外膜三层。

1. 心内膜

贴于心房壁和心室壁的内面与血管内膜相延续。心内膜深面有血管、淋巴管、神经和心传导系统。心内膜向心腔内的折叠中间夹有一层致密的结缔组织成为心瓣膜，附着于相应的纤维环。

2. 心肌层

（1）心房肌：较薄，分浅、深两层；浅层为环绕左、右心房的横行肌束，部分纤维可伸入房间隔；深层为各心房所固有，为起自纤维环的垂直肌束呈襻状从前向后跨绕心房再止于纤维环；还有一些环行纤维围绕各静脉口以及心耳等处。

（2）心室肌：较厚，分浅、中、深三层。浅层纤维起自纤维环和纤维三角，大部分纤维聚向心尖，并在心尖形成涡状集中，称心涡。然后进入深部形成深层。另一部分纤维可深入形成环状的中层，中层纤维为各心室所固有，肌束呈环形排列，可起自纤维环或由浅层纤维深入环形而成，然后再移行为深层肌。深层纤维部分起于心涡，由浅层纤维直接延续而来，部分纤维则由中层纤维移行而来。深层纤维可形成肉柱及乳头肌，突入心腔内。心室收缩时，心室肌由心尖向心底部运动以使血液挤向动脉。部分肌束呈螺旋状环形，使心尖在心室收缩时做向前向右的顺时针旋转。

3. 心外膜

心外膜为覆盖于心肌表面的浆膜性心包的脏层。心外膜深面有血管、淋巴管和神经穿行。

(四)心脏的传导系统

心脏的传导系统由特殊心肌纤维构成,一般分布在心内膜下层,它包括窦房结、结间束、房室结、房室束(希氏束)、左右束支和浦肯野纤维。正常心脏由窦房结发出冲动,经结间束传至心房肌,引起心房收缩,同时兴奋传至房室结,经房室结及其束支至心室肌,引起心室收缩。如此周而复始使心脏保持节律性搏动。

1. 窦房结

窦房结位于右心房和上腔静脉结合处外侧面的心外膜下。窦房结是心脏的起搏点,将起搏冲动经结间束传至房室结。

2. 结间束及房间传导束

结间束及房间传导束把窦房结的激动传至房室结和心房肌的传导束。结间束可分为前、中、后结间束。前结间束由窦房结起始后,绕过上腔静脉的前方,行于房间隔内和左心房壁肌层内;中结间束绕过上腔静脉右后方,进入房间隔(在卵圆窝前缘处)下降至房室结;后结间束沿右心房后外侧壁,经下腔静脉瓣内行至房室结。

3. 房室结

房室结位于房间隔下部右心房侧的心内膜下,三尖瓣隔瓣附着处上方,冠状窦口前上方,深面邻近左心房室口纤维环。结间束大部分纤维终止于房室结的上缘及后缘。由房室结的前缘和下缘发出纤维会聚成房室束。通常把房室结与三个结间束的连接部分、房室结及房室束总称为房室连接(交界)区。房室结具有次于窦房结的节律性兴奋,为潜在起搏点。正常情况下,将心房肌传来的激动传到心室肌。

4. 房室束及其终末分支

房室束又称希氏(His)束,其作用是将激动传至心室肌,房室束于室间隔肌部的顶端,分为左、右束支。右束支细长,分出后在心内膜深面行向前下,至右心室前壁乳头肌根部,开始分散为浦肯野氏纤维,分布于乳头肌和右心室壁,与右心室肌纤维相连。左束支行于左心室的心内膜深面,再分前后两支。前支分布于前乳头肌、心室前壁和侧壁,后支分布于后乳头肌和后壁。左束支是在乳头肌处分散为浦肯野氏纤维与左心室肌纤维相连。

(五)心脏的血液供应

1. 动脉

心脏的血液供应来自左、右冠状动脉。

(1)左冠状动脉:起自左主动脉窦,发出后穿肺动脉起始部与左心耳之间向前到房室沟内,再向前行0.1~1 cm处分前降支和旋支。①前降支分出后沿室间沟向下行至心尖切迹,并常绕行到膈面再上行到后室间沟的下1/3。前降支发出左圆锥动脉、右心室前支、室间隔前支等供应左心室前壁的中下部、右心室前壁靠近前室间沟的部分以及室间隔的前2/3。②旋支较前降支稍细,发出后先在左心耳掩盖下向前行,再沿左侧房室沟内弯向左行。主要分支有左心室前支、左心室后支、左心房束和缘支时,供应左心室前壁上部、左心室后壁和左心房。

(2)右冠状动脉:起自右主动脉窦,经右心耳与肺动脉之间到房室沟右半,再绕心右缘到膈面后沿后室间沟内下行到心尖。主要分支有右圆锥支、右心室前支、右缘支、右心室后支、右心房支、窦房结动脉、房室结动脉、室间隔后支、后降支、横支、左心房后支和左心室后支等。主要供应右心室前后壁、右心缘、左心室后壁、室间隔后1/3、心尖以及左心房后部等。

2. 静脉

心壁各层之间都有静脉网,心壁内的小静脉,直接开口于心腔内,主要在右心房和右心室,称最小静脉。右心室前壁的心前静脉直接开口于右心房。其他大部分静脉汇成较粗的静脉支,如心大、心中、心小静脉,这些静脉均为冠状窦的属支。心大静脉,起自心尖,沿前间隔沟上行,经冠状沟向左后方汇入冠状窦;心中静脉,起自心尖,沿后室沟上行汇于冠状窦;心小静脉,位于冠状沟后部的右侧,右心房背部,沿冠状沟右部横向左入冠状静脉窦。冠状静脉窦在冠状沟后部经冠状窦口开口于右心房。冠状窦直径0.3~0.5 cm,长2~5 cm。

(六)心包的结构

心包为包裹心脏和大血管根部的锥形囊,可分为纤维性心包和浆膜性心包。

1. 纤维性心包

纤维性心包是一个坚韧的结缔组织囊,囊壁在心脏上方与出入心脏的大血管的外膜相移行,底与膈肌中心腱联合。

2. 浆膜性心包

浆膜性心包又分壁、脏二层,壁层紧贴于纤维性心包内面,脏层包于心肌层的表面,又称为心外膜。壁层和脏层在出入心脏的大血管根部互相移行。壁层与脏层之间的间隙称为心包腔,内含少量浆液,起润滑作用,减少心脏搏动时的摩擦。心包腔在主动脉、肺动脉的后方与上腔静脉、左心房前壁之间的间隙,称为心包横窦;心包腔在左心房后壁、左右肺静脉、下腔静脉与心包后壁之间的部分称为心包斜窦。心包对心脏具有保护作用,正常能防止心腔过度扩大,以保持血容量恒定。纤维性心包伸缩性甚小,若心包腔内大量积液时,不易向外扩张,以致压迫心脏,限制其舒张,并影响静脉血回流。

二、心脏生理

心脏是通过不断做收缩和舒张交替的活动,推动血液循环的动力装置。舒张时容纳静脉血返回心脏,收缩时把血液射入动脉,因此心脏应被视为实现泵血功能的肌肉器官。

(一)心动周期

心脏一次收缩和舒张,构成一个机械活动周期,称为心动周期。正常心脏的活动由一连串的心动周期组合而成。因此,心动周期可以作为分析心脏机械活动的基本单元。在一个心动周期中心房和心室肌肉有次序地收缩和舒张,使心腔内的压力和容积发生有规律的变化。这种压力的变化是推动血液流动的动力,当心内压力变化时,心内的瓣膜也随着有规律地启闭,使血液沿着一定的方向流动。如以心室的舒张活动为中心,可将整个心动周期分成8个时相。

1. 等容收缩期

心室肌收缩时心室内压力迅速增高,当心室内压高于心房内压时,心室内血液推动房室瓣使其关闭。房室瓣关闭后室内压继续急剧上升,但在心室内压未超过主动脉压和肺动脉压前,半月瓣仍处于关闭状态。在这段极短时间内,房室瓣与半月瓣均关闭,心室腔内的血液量不变,心室肌纤维长度或心室容积也不变而仅有心室肌张力或心室内压力迅速增高,故称等容收缩期。此期为 $0.04 \sim 0.06\,\mathrm{s}$。

2. 快速射血期

心室肌继续收缩使左、右心室内压力继续上升,终于超过主动脉压和肺动脉压,于是动脉瓣打开,血液在此期内迅速射入主动脉和肺动脉内而心室容积迅速缩小。此期约为 $0.11\,\mathrm{s}$,只占心脏收缩期的1/3左右。

3. 缓慢射血期

此期心室收缩力量和室内压开始减小,射血速度减慢,心室容积继续减小直至最低。此期历时约为 $0.14\,\mathrm{s}$,然后心室开始舒张。

4. 等容舒张期

半月瓣关闭时,心室内压仍然高于心房内压,房室瓣仍然关闭。当心室内压继续下降到低于心房内压时,房室瓣才开放,从半月瓣关闭到房室瓣开放这段短促时间内,心室肌张力迅速减小,心室内压迅速下降,而心室容积改变极小,称为等容舒张期,历时约为 $0.06\,\mathrm{s}$。

5. 快速充盈期

房室瓣开放后,心室容积迅速扩大,心室内压明显低于心房内压,这时,积聚在心房和大静脉的血液迅速流入心室,故称快速充盈期,历时约为 $0.11\,\mathrm{s}$,静脉血液回心主要在这段时间。

6. 缓慢充盈期

随着心室血液的充盈,心室容积增大变慢,静脉内血液经心房流入心室的速度逐渐减慢,直到心房开始收缩之前。这一段时期称为缓慢充盈期,历时约为 $0.2\,\mathrm{s}$。

7. 心房收缩期

在心室舒张的末期，心房收缩，心房内压升高，在心室舒张期的最后一段时间帮助血液流入心室。心房收缩历时约 0.1 s。随后心房舒张，至下一次心室等容收缩开始，又进入一个心动周期。

（二）心脏泵功能的评定指标

1. 心脏的排血量

心脏输出的血液量是衡量心脏功能的基本指标。一次心跳一侧心室射出的血液量，称每搏排血量，简称搏出量。每分钟射出的血液量，称每分排血量，简称心排血量，心排血量等于心率与搏出量的乘积。左右两心室的排血量基本相等。心排血量与机体新陈代谢水平相适应，可因性别、年龄及其他生理情况而不同。如健康成年男性静息状态下，心率平均为 75 次 /min，搏出量为 60 ~ 80 mL（平均 70 mL），心排血量为 4.5 ~ 6.0 L/min（平均 5 L/min）。女性比同体重男性的心排血量约低 10%，青年时期心排血量高于老年时期。心排血量在剧烈运动时可高达到 5 ~ 35 L/min，麻醉情况下则可降低到 2.5 L/min。

2. 心脏指数

心排血量是以个体为单位计算的，身体矮小的人和身材高大的人，新陈代谢总量并不相等。因此，用排血量的绝对值作为指标进行不同个体之间心功能的比较是不全面的。群体调查资料表明，人体静息时的心排血量是与体表面积成正比的。以单位体表面积（m^2）计算的心排血量，称为心脏指数。中等身材的成年人体表面积为 1.6 ~ 1.7 m^2，安静和空腹状况下心排血量为 5 ~ 6 L/min，故心指数为 3.0 ~ 3.5 L/（min·m^2）。

3. 射血分数

每一次心跳，心室内血液并没有全部射出。搏出量占心室舒张末期容积的百分比，称为射血分数。射血后尚存留在心室内的血量称为残余血量。健康成年人搏出量较大时，射血分数为 55% ~ 65%。

4. 决定心排血量的主要因素

心排血量等于搏出量与心率的乘积，凡是影响搏出量和（或）心率的因素，均能改变心排血量。

（1）前负荷：前负荷即心室舒张末期容积。心室舒张末期容积在一定范围内增大时，可使心室肌的"初长"加大，收缩增强；相反，若心肌的初长过小，则使心肌的收缩力减弱。心室舒张末期容积取决于总血量的多少和静脉回流的速度。在一定范围内，如果总血量增多，搏出量会相应增多。这是由于心肌收缩力与前负荷在一定范围内成正变关系的结果。然而，总血量在一定范围内减少时，由于反射性地使肾上腺素能神经激动，引起血管紧张度水平和心肌收缩性能的提高，因而搏出量不发生显著变化。但是，总血量的减少一旦超过了机体调节的限度，致使静脉回心血量明显减少时则将引起搏出量的骤减，使心排血量减低。除此之外，在总血量不变时，体位、胸膜腔内压、心包内压、静脉紧张度及心房收缩力的变化等都可直接改变静脉回流速度，进而影响心室的前负荷，使搏出量产生波动。

（2）后负荷：通常情况下，后负荷的加大往往导致前负荷的代偿性增加，因而搏出量不会发生明显变化。另外，即使是将前负荷加以限制，后负荷加大时，心室肌的收缩性能也将发生相应的增强，起到补偿搏出量的作用。但是，如果后负荷过度增大，超过了心室的上述代偿能力，则会导致心搏出量的减少，这便是后负荷增重型心力衰竭发生的原因之一。

（3）心肌收缩性：心肌收缩性可定义为在前、后负荷保持不变的条件下，心肌内在的工作性能。它反映两个方面的问题：①心肌缩短程度的大小；②心肌缩短速度的快慢。尽管决定心肌收缩性能优劣的各种因素的作用机制尚未完全弄清，但是心肌收缩性的强弱是心肌纤维横桥活化水平的反映。横桥活化水平的高低与心肌细胞内可供收缩蛋白利用的 Ca^{2+} 数量有关。从这一点上看，凡是升高心肌细胞内 Ca^{2+} 浓度的因素，均可引起心肌收缩性能的提高。而降低心肌细胞内 Ca^{2+} 浓度的因素，则均可引起心肌收缩性能的降低。

（4）心率：在一定范围内，心率与心排血量成正比关系。即心率加快，心排血量也相应增加。然而，如果心率过快，则不但不能使心排血量增多，反而使心排血量明显减少。原因在于心率过快时，使心室舒张期过分缩短，心室充盈量明显减少，搏出量过小，心率加快不足以抵偿搏出量减少的缘故。通常安静状态下，心率达到 160 ~ 180 次 /min 时，心排血量开始明显减低。但是，一般人在剧烈运动或重体力劳动时心率虽然也可能超过 160 次 /min，甚至达 200 次 /min，心排血量并不减少，反而呈数倍的增加，这是由于机体在该种状态下，调节系统发挥了作用，使静脉收缩和心室舒张速率及收缩效率提高，从而加快了静脉回流速度所致。

（5）心室收缩的同步性：在其他因素不变的情况下，心室泵血能力与心室肌收缩同步性的高低有着重要关系。心室肌收缩的同步性越高，泵血能力也越高；同步性越差，泵血能力就越低。因为同步性降低时，不但导致心室收缩的功率减小，而且尚未收缩的心肌还会缓冲由其他心肌收缩形成的室内压，以致室内压上升的速率和幅度均减小。倘若心室肌收缩的同步性极差（如心室颤动）时，室内压则可能不足以上升到超过动脉内压的程度，以致使心室射血功能丧失。心室舒张过程中，其容积变化（△V）与压力变化值（△P）之比，称心室顺应性（C）。C = △V/△P，此值的倒数，则反映心室壁硬度或弹性。有些心脏疾病，具有特征性的顺应性改变图形。

第二节　检查方法

心脏超声检查包括影像超声和多普勒超声检查两部分。常用的影像超声检查方法有 M 形超声心动图和二维超声心动图；着重了解心脏的结构，包括腔室大小、壁厚度及运动、瓣膜情况、大动脉（主、肺动脉）以及心包等；多普勒超声检查分为频谱多普勒和彩色多普勒血流显像，频谱多普勒包括脉冲多普勒和连续多普勒，多普勒超声着重获取血流动力学方面的信息，如血流的速度和血流的方向等。临床检查时，应以二维超声心动图为基础，综合应用其他超声检查方法，以达到诊断的目的。

一、检查前准备

（1）受检者需要安静休息片刻，对儿童应做好说服工作，婴幼儿患者可适当应用镇静剂，防止躁动，以利检查。

（2）检查时，嘱患者采取适当体位，充分暴露左侧胸部，并保持均匀呼吸，必要时可屏住呼吸。

（3）于检查部位涂以声学耦合剂，保证探头与皮肤之间无空气间隙，以便取得良好声像图。

（4）检查者一般位于受检者右侧，右手持探头，左手操作仪器，反之亦可。

（5）检查时，应保持室内温度适宜、环境安静。

二、仪器使用条件

（1）电源电压必须恒定在仪器规定的范围内，最好应用稳压电源或不间断电源。

（2）仪器各部件、导线连接与仪器组装相匹配，不得有松脱或错接插件情况发生。

（3）仪器地线的连接应牢固准确。

（4）仪器所需的室内温度、空气湿度及防尘等设施应符合要求。

（5）操作者必须了解与熟悉仪器的各项性能指标，按仪器要求的操作程序开机，尽量做到专机专用。

（6）仪器应具备多种超声检查功能，包括 M 形超声、二维超声和多普勒超声。兼有彩色多普勒血流显像功能更为理想。

（7）超声检查时，应同步记录心电图，以明确所示声像图的心动时相。

（8）选择合适发射频率的超声探头，成人宜采用的探头频率为 2.5 ~ 3.5 MHz，儿童为 4.5 ~ 7 MHz。

（9）检查时，应进行仪器的调节，以确保获得良好的声像图。调节内容包括：①发射脉冲能量的调节；②扫描深度的调节；③灵敏度的调节，包括增益、抑制、深度补偿等；④显示器灰度和对比度的调节；⑤调整 CDFI 取样框，以保证帧频不低于 10 帧/s。

三、体位与扫查途径

（一）体位

一般取仰卧位或左侧倾斜 30° ~ 45° 位。特殊情况下，如呼吸困难时，取半卧位或坐位。

(二)扫查途径

心脏超声扫查途径有：经胸体表扫查（TTE）、经食管扫查（TEE）以及经静脉心腔内扫查（ICE）。临床最常用的扫查途径为经胸体表扫查，扫查的常用部位（图 8-1）如下。

（1）胸骨旁位：一般指左胸骨旁位（右位心则为右胸骨旁位），探头置于胸骨左缘第三至第四肋间隙。

（2）心尖位：探头置于心尖搏动处。

（3）剑突下位：探头置于胸廓正中线剑突下。

（4）胸骨上凹位：探头置于胸骨上窝。

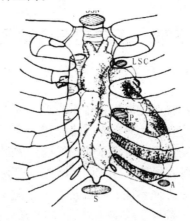

图 8-1 经胸体表扫查常用部位

四、图像方位

心脏声像图应采用标准统一的方位表示，这一方位表示应以被检查者的解剖方位（图 8-2）为准。

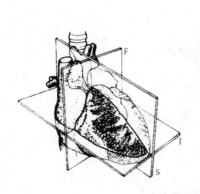 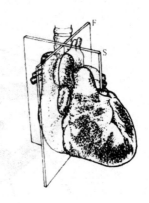

图 8-2 心脏声像图方位

心脏超声声像图的方位标记，分别用以下字母表示：S（上）、I（下）、A（前）、P（后）、L（左）、R（右）、base（心底）、apex（心尖）。值得注意的是，为避免产生歧义，心脏超声方位的描述，应以解剖学的实际方位上、下、左、右、前、后为标准

（1）心脏长轴观：扇尖为前胸壁，扇弧为心脏后部，图右为头侧，图左为脚侧（此方位与腹部声像图相反）。

（2）心脏短轴观：图像上下端分别为心脏的前后侧，图左为心脏右侧，图右为心脏左侧（此方位与腹部声像图相同）。

（3）心脏四腔观：扇尖为心尖部，扇弧为心底部，图左为心脏右侧，图右为心脏左侧。

五、注意事项

（1）为了得到较理想的心脏声像图，超声探头位置应根据患者的体型、体位、有无心脏移位与肺气肿而定。肥胖者，因心脏横位，探头位置可高一肋间；消瘦者，因心脏垂位，探头位置可低一肋间；肺气肿患者，探头位置甚至可置于近剑突处。

（2）做胸骨上窝探查时，应将肩部垫高，颈部裸露。对肋间隙较窄、声束进入有困难者，可上举左臂以增加肋间隙宽度。

（3）二维超声检查时，超声束的方向应尽量垂直于被检部位，以避免假性回声失落。

（4）多普勒超声检查时，声束方向应尽量与血流方向平行。取样门宽放置部位应避开心壁和瓣膜，以免把瓣膜和室壁的机械运动误认为血流信号而造成误诊。

第三节　正常超声心动图

一、M形超声心动图

M形超声心动图是在单声束B型扫描中加入慢扫描锯齿波，使反射光点自左向右移动显示。纵坐标为扫描空间位置线，代表界面深浅；横坐标为光点慢扫描时间，以连续方式进行扫描时，可从光点移动观察被检结构在不同时相的深度及移动情况，所显示的扫描线称为距离—时间曲线。可做心脏或瓣膜结构在时相上的细致分析。探头置于胸骨左缘第3~4肋间，先将声束方向指向内上，然后向外下进行扇形扫查，即可出现一连续图像。依声束方向不同，可出现心尖波群（1区）、心室波群（2a区）、二尖瓣（前后叶）波群（2b区）、二尖瓣（前叶）波群（3区）和心底波群（4区）（图8-3）。

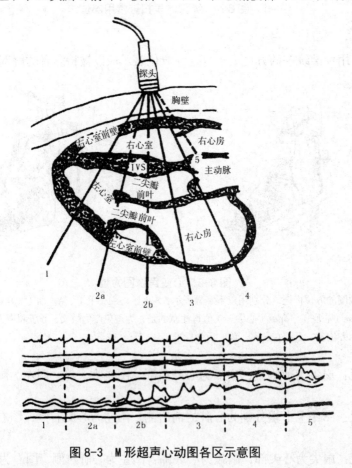

图8-3　M形超声心动图各区示意图

（一）常见的M形超声心动图波群

M形超声心动图波群是以两维超声的左心长轴断面为基础，按一维超声束经过左心的不同部位，将M形超声心动图分为如下几组波群。

1. 心底波群（4区）

探头位于胸骨左缘第3肋间，以超声束经过主动脉瓣关闭线为准，可见的解剖结构自前至后分别为胸壁、右心室前壁、右心室流出道、主动脉根部和左心房。主动脉前后壁呈两条平行的活动曲线，收缩期向前，舒张期往后。向后移动中有一向前移动的小波，称为重搏波，与主动脉壁弹性有关。在主动脉根部管腔内可见到主动脉瓣的运动曲线。收缩期，主动脉瓣开放，曲线呈六边形长方盒状，靠主动脉前壁的为右冠瓣，靠后壁的为无冠瓣。舒张期，主动脉瓣关闭，呈单线状，或为双线（间距 < 3 mm）。位于管腔中心与前后二线几乎平行。主动脉前壁前方为右心室流出道，后壁后方为左心房。此部位的左心房后壁因近肺静脉入口处，房壁无收缩功能，因此此部位的左心房后壁运动弱。

2. 二尖瓣前叶波群（3区）

探头置于胸骨左缘4肋间稍上时，以超声束经过二尖瓣瓣环为准。从前至后，声束依次通过右心室前壁、右心室腔、室间隔、左心室流出道、二尖瓣前叶、左心房和左心房后壁。二尖瓣收缩期为斜行向上的一条直线，称CD段；舒张期呈双峰状M样活动曲线，第一峰称E峰，代表舒张早期二尖瓣前叶开放的最低点，靠近室间隔的左心室面。E峰与室间隔之间的距离为EPSS，其数值大小反映左心收缩功能。第二峰称A峰，代表舒张晚期（心房收缩）二尖瓣前叶再次开放。心房收缩发生在心电图的P波后，在心房颤动时，A峰消失；三度房室传导阻滞时，A峰与二尖瓣的其他成分分离。正常情况下A峰小于E峰。

3. 二尖瓣前后叶波群（2b区）

探头置于胸骨左缘第4肋间，以超声束通过二尖瓣前后叶为准。从前至后，可见右心室前壁、右心室、室间隔、左心室、二尖瓣前叶与后叶以及左心室后壁。该部位的二尖瓣运动曲线表现为前后叶呈镜向运动。前叶运动幅度大，呈M形；后叶运动幅度低，呈W形。后叶向下的两个尖峰分别称E'、A'峰。前叶E峰与后叶E'峰间的距离反映二尖瓣口开放时的大小。C点为二尖瓣关闭点，D点为二尖瓣开放点。

4. 心室波群（2a区）

探头置于胸骨左缘第4肋间，以超声束经过二尖瓣腱索为准。从前至后，可见右心室前壁、右心室、室间隔、左心室腔、腱索、左心室后壁。该区为右心室前壁、右心室内径、室间隔、左心室内径和左心室后壁的测量部位。室间隔与左心室后壁呈逆向运动，表现为收缩期室间隔与左心室后壁均向左心室心腔移动，舒张期离左心室心腔移动。

5. 心尖波群（1区）

此处已无腱索波形，或出现乳头肌回波。自前向后，可见右心室前壁、右心室腔、室间隔、左心室腔、左心室后壁；或仅见左心室前壁、左心室腔和左心室后壁。此处左心室心腔小，而室壁厚，活动幅度大。此区扫查时较少应用，但在对冠心病检查时，较多应用。

6. 三尖瓣波群（5区）

探头置于胸骨左缘3～4肋间，向内倾斜探查。正常人扫查较困难，但右心扩大，顺时针方向转位时则易于观察。三尖瓣前叶运动波形、产生机制与二尖瓣相似，波形各点命名也同二尖瓣。

7. 肺动脉瓣波群（6区）

M形超声探头扫查肺动脉瓣较困难。下列方法有利于肺动脉瓣的扫查：①先扫到主动脉瓣后，再将探头向上移动一肋间，使探头向头侧左肩部；②先扫查二尖瓣，后探头指向内上；③若肺动脉搏动明显，可将探头直接放在搏动点。或在两维超声显示心底短轴断面的基础上，将一维超声束通过肺动脉瓣，便可得到肺动脉瓣的波群。

肺动脉瓣的波群一般只能看到肺动脉瓣后瓣（左瓣），肺动脉瓣波群在心室收缩期开放，舒张期关闭，形成的曲线为abcde。正常肺动脉瓣a波代表心房收缩，b点代表心室收缩开始，c点代表肺动脉瓣开放至最大幅度。收缩期瓣叶逐渐向前运动，即CD段，随即舒张期瓣叶迅速关闭达e点。

（二）M-Echo基本图形及正常参考值

1. 二尖瓣

舒张期呈双峰镜向运动的曲线。正常二尖瓣开放幅度（D-E振幅）为15～30 mm，二尖瓣舒张期关闭速度（E-F斜率）为70～150 mm/s. 收缩期为斜行向上的一条直线（图8-4）。

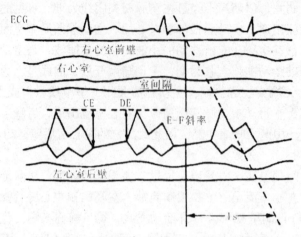

图8-4 二尖瓣前叶振幅及E-F斜率测量法

2. 主动脉根部及主动脉瓣

主动脉根部内径20～37 mm，在主动脉根部可探及主动脉瓣，通常可见前瓣（右冠瓣）与后瓣（无冠瓣），而左冠瓣不易显示。心脏收缩时主动脉瓣开放呈盒样，舒张期关闭呈线样。正常主动脉瓣开放幅度15～26 mm，关闭线双线间距小于2 mm（图8-5）。

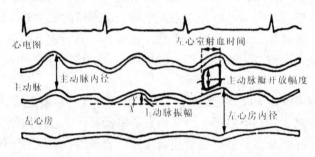

图8-5 主动脉根部及主动脉瓣的测量法

3. 三尖瓣

可记录到三尖瓣前叶及间隔叶，其形态与二尖瓣相似。

4. 肺动脉瓣（图8-6）

正常a波深度2～7 mm，肺动脉瓣开放幅度（be）12.1～15.7 mm，e-f斜率6～11.5 mm/s。

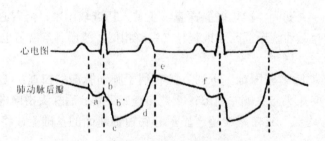

图8-6 肺动脉根部及肺动脉瓣的测量法

5. 室间隔

室间隔其上1/3与下2/3呈轴点运动。室间隔的下2/3收缩期向后，舒张期向前，恰与左心室壁活动方向相反，呈异向运动，其正常厚度为7～11 mm。

6. 左心室

室间隔左心室面和左心室后壁心内膜面之间的垂直距离为左心室内径。正常舒张末期内径为38～56 mm，收缩末期内径为22～40 mm。左心室后壁厚度是指舒张末期左心室后壁心内膜至心外膜的垂直距离，正常为7～11 mm（图8-7）。

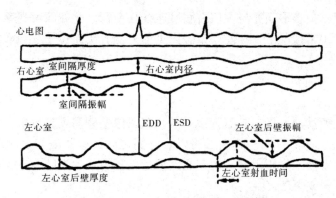

图8-7　左、右心室定量估计示意图

7. 右心室

右心室前壁心内膜和室间隔右心室面之间的垂直距离，正常舒张末期内径为7～27 mm。

8. 左心房

主动脉后壁与左心房后壁之间的垂直距离，正常收缩末期内径为19～40 mm。

二、二维超声心动图

二维超声心动图是从三维空间的三个面实时观察心脏不同断面的解剖轮廓、结构形态、空间方位、房室大小、连续关系与活动情况等。二维超声心动图三个互相垂直的成像断面分别为长轴观、短轴观和四腔观。长轴观与前胸体表垂直，并与心脏长轴平行；短轴观与前胸体表垂直，横截心脏而与心脏长轴垂直；四腔观与心脏长轴及短轴垂直，而与前胸体表平行。常用的心脏断面有以下几种。

（一）心前位

1. 左心室长轴观

探头置于胸骨左缘第三、第四肋间，扫查平面与右胸锁关节、左乳头连线基本平行。该断面可观察到右心室、左心室、左心房、室间隔、主动脉瓣与二尖瓣、主动脉等心脏结构。检查时应注意使扫查平面与其长轴平行，以探及真正的心尖部，否则图像可能失真，长轴较实际值变短。

在此断面上，右心室与左心室之比约为1∶3或2∶5，左心房与主动脉之比约为1∶1。左心室后壁、室间隔和右心室前壁的厚度以及左心室内径、右心室内径应选择腱索部位测量，主动脉内径与左心房内径应选择主动脉瓣部位测量，主动脉内径在舒张末期测量，左心房内径在收缩末期测量。

值得注意的是，判断右心室内径，除了从左心长轴观观察外，必须结合心尖四腔心观共同观察。右心室内径增大者，此两个观面的右心室内径均增大，且室间隔的弧度凸向左心室。单纯根据左心长轴观的右心室内径判断右心室是否扩大不可靠。

2. 大血管短轴观

探头置于胸骨左缘第二、第三肋间心底大血管的正前方，扫查平面与左肩右肋弓连线基本平行。此断面显示主动脉根部及其瓣叶、左心房、右心房、房间隔、三尖瓣、右心室、右心室流出道、肺动脉瓣、肺动脉主干、左冠状动脉开口与右冠状动脉开口。如断面稍向上倾斜，则见肺动脉主干及其左右分支等。在此断面上，主动脉与肺动脉的腔径之比，主动脉与右心室流出道的腔径之比约为1∶1，反映左右心排血量相等。

3. 二尖瓣口短轴观

探头置于胸骨左缘第三、第四肋间，方向与大血管短轴断面相似，此断面可见左右心室腔、室间隔与二尖瓣口等。探头稍向下倾斜，即可获得腱索水平之图像。正常情况下，左心腔内压力高于右心腔，故左心室腔呈圆形，右心腔呈月牙形。二尖瓣前后叶于舒张期呈鱼口样，收缩期关闭呈单线。

4. 乳头肌短轴观

探头置左侧第四肋间，扫查平面亦与左肩右肋弓连线相平行。此断面可观察左心室腔、右心室腔、室壁活动与乳头肌状态。正常情况下，在左心室腔内见前外侧乳头肌位于3：00的位置，后内侧乳头肌位于7：00的位置。

（二）心尖位

1. 心尖四腔心观

探头置于心尖部心尖搏动处，指向右侧胸锁关节。在图像上室间隔起自扇形图的尖部向远端延伸，与房间隔相连续。显示左、右心室与左、右心房以及它们之间的室间隔与房间隔。十字交叉位于中心处，向两侧伸出二尖瓣前叶及三尖瓣隔瓣。房室之间清楚地显示二尖瓣叶与三尖瓣叶的活动。房间隔卵圆窝区因菲薄而见回声减弱或失落。

2. 心尖五腔心观

在获取心尖四腔心观后，探头稍向上倾斜，扫查平面经过主动脉根部，使四腔之间又出现一环形的主动脉腔，即为心尖五腔心观。主动脉腔及其瓣叶位于四腔心的十字交叉部位。

3. 心尖二腔心观（心尖左心长轴断面）

探头位置同心尖四腔心观，将探头逆时针方向旋转90°角，沿左心长轴观，声束与室间隔平行，不经过室间隔，着重显示左心室与左心房，因而称心尖二腔心观。此观面显像与胸骨旁左心长轴观相似，只是在此观面上，左心心尖位于扇图的尖端，主动脉位于右后。此观面主要观察左心室长径，估计其大小，便于做二尖瓣口与主动脉口的血流频谱检查。

（三）剑突下位

1. 剑突下（或肋下）四腔心观

探头置于剑下，指向左肩，接近于冠状观。在图像上近扇尖处可见肝实质回声，其后面有一类似心尖四腔心的显像，只是右心在前方，左心在后方。因超声束方向几乎与房间隔垂直，有利于观察房间隔有无缺损。

2. 下腔静脉长轴观（剑下矢状断面）

探头置于剑下腹中线或稍右侧，声束断面沿下腔静脉长轴由前向脊柱扫查，可获下腔静脉长轴观。此断面显示右心房、下腔静脉及肝静脉等，下腔静脉与右心房相通，图像中右心房在右下。

（四）胸骨上位

1. 主动脉弓长轴观

探头置于胸骨上窝，向下对准心脏，声束平面通过主动脉弓长轴（接近矢状观），可显示主动脉弓及其主要分支和右肺动脉。

2. 主动脉弓短轴观

在获得主动脉弓长轴观后，将探头顺时针方向旋转90°角，横截主动脉弓（接近冠状观），除显示主动脉横截面外，尚能见到肺动脉干分叉处及右肺动脉长轴，有时可见左无名静脉、上腔静脉。

三、多普勒超声心动图

多普勒超声心动图可分为频谱多普勒与彩色多普勒血流显像两种类型，而频谱多普勒又可分为连续波（CW）和脉冲波多普勒超声心动图（PDE）两种类型。CW可探测超声束径路上的最大频移，记录人体任何深度心内和大血管内血流的高速射血，但不能确定精确的部位，而PDE的取样门宽可选择性的置于心内或大血管的某一部位，测定该部位的血流速度，但在高速射血时易产生"混叠"。

多普勒频谱分析包括：①血流速度；②血流方向；③时相；④频谱幅值。

（一）二尖瓣口血流频谱

一般取心尖四腔心、心尖二腔心断面，将取样门宽置于二尖瓣尖下，使声束方向平行于室间隔，调整探头方向直至获得最大流速。其频谱特征（图8-8）：舒张期的双峰图形，血流频移方向皆为正向。第一峰较大，发生于舒张早期，称为E峰。E峰的加速肢频谱较窄，减速肢频谱较宽。第二峰较小，发生于心房收缩期，称为A峰。A峰的加速肢频谱较窄，减速肢频谱较宽。正常情况下，E峰 > A峰，E峰和A峰均为层流。心动过速时使E峰降低，A峰升高．E峰和A峰趋于融合；心动过缓时，E峰升高，A峰降低，显著的心动过缓使E峰和A峰之间可出现无血流信号的间隔。当取样门宽移向二尖瓣环时，A峰逐渐增高。

二尖瓣口最大血流速度，在成人最大流速平均值为0.90 m/s，范围为0.60 ~ 1.30 m/s。在儿童中，最大流速的平均值为1.00 m/s，范围为0.80 ~ 1.30 m/s。

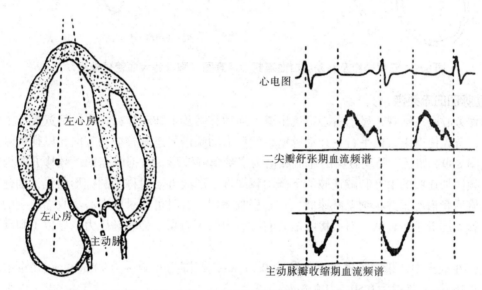

图8-8　二尖瓣口及主动脉口血流频谱示意图（左心室流入道、流出道观）

（二）三尖瓣口血流频谱

取心尖四腔心断面和胸骨旁心底大动脉短轴断面，将脉冲多普勒的取样门宽置于三尖瓣下，使声束首先平行于室间隔，然后根据频谱形态，仔细调整探头方向，以得到最大流速。其频谱特征（图8-9）：类似二尖瓣口频谱，呈舒张期频移向上的双峰图形，E峰 > A峰，双峰均为层流。流速大小除与心率有关外，更受呼吸的较大影响，吸气时流速增大，呼气时流速减低。正常流速为儿童最大流速平均值为0.60 m/s，范围为0.50 ~ 0.80 m/s。成人最大流速的平均值为0.50 m/s，范围为0.30 ~ 0.70 m/s。

（三）主动脉瓣口血流频谱

取心尖五腔心观、心尖二腔心观、胸骨上窝升主动脉长轴观，将取样门宽置于主动脉瓣下（左心室流出道）或主动脉瓣上（升主动脉），首先使声束方向平行于室间隔，然后根据频谱形态调整探头角度，寻找并记录最大流速。其频谱特征（图8-9）：主动脉瓣口的频谱为窄带单峰波形，占据收缩期。频移方向取决于探头的放置部位，做胸骨上窝扫查时，频移方向为正；做心尖部位扫查时，频移为负。血流的性质为层流。频谱的加速较快，减速较慢，形成加速肢和减速肢呈不对称的三角波形，加速肢频谱较窄，顶峰和减速肢的频谱较宽。

与肺动脉口血流频谱相比，主动脉瓣口血流频谱具有以下特点：①血流加速肢陡峭；②血流加速时间短（从射血开始到流速峰值的时间）；③最大流速高；④呼吸对流速影响较小。

正常流速：在成人中，最大流速的平均值为1.35 m/s，范围为1.00 ~ 1.70 m/s。在儿童中，最大流速的平均值为1.50 m/s，范围为1.20 ~ 1.80 m/s。

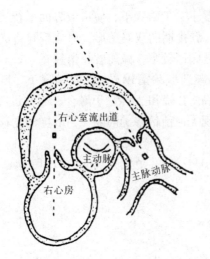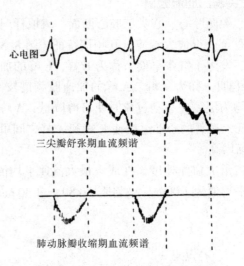

图 8-9　三尖瓣口及肺动脉口血流频谱示意图（胸骨旁大血管短轴观）

（四）肺动脉口血流频谱

一般取胸骨旁心底短轴观，显示右心室流出道、肺动脉瓣及主肺动脉；将取样门宽置于主肺动脉内的肺动脉瓣上，首先使声束方向平行主肺动脉壁，然后借助频谱形态调整探头方向，以得到最大流速。其频谱特征（图 8-9）如下。肺动脉瓣的血流频谱为窄带单峰波形，占据收缩期。频移方向为负。血流性质为层流。频谱加速肢的上升和减速肢的下降均较缓慢，形成近于对称的圆钝形曲线，加速肢的频谱较窄，到达峰值后频谱增宽并延续至减速肢。在心房收缩期，有时可记录到右心房收缩产生的流速，这是因为正常主肺动脉舒张压较低，右心房收缩时右心室内的压力高于肺动脉压力，导致了肺动脉瓣舒张晚期开放。

正常流速：在成人中，最大流速的平均值为 0.75 m/s，范围为 0.60～0.90 m/s。在儿童中，最大流速的平均值为 0.76 m/s，范围为 0.50～1.05 m/s。

彩色多普勒血流显像（CDFI）是在二维多普勒显像的基础上，以实时彩色编码显示血流的方法，能更形象、更直观地显示血流方向和相对速度的变化，可为心脏瓣膜狭窄、反流及心血管内分流等病变提供可靠的诊断信息。彩色编码规定朝向探头运动的血流用红色，背离探头运动的血流用蓝色。血流的速度与红蓝两种色彩的亮度成正比。正向速度越高，红色的亮度越亮；反向速度越高，蓝色的亮度越亮，湍流则表现为五彩镶嵌。

正常 CDFI 分析包括：①明确图像观面，判断有无结构异常；②定性判断正常和异常血流区域；③异常血流的时相；④异常血流的部位；⑤根据颜色判断血流的方向；⑥血流的形式；⑦血流的速度；⑧测定异常血流。正常 CDFI 如表 8-1 所示。

表 8-1　不同部位正常 CDFI 表现

血流分区	探查观面	显色部位	时相		颜色		
			收缩期	舒张期	红	蓝	混合
二尖瓣血流	左心室长轴四腔观	二尖瓣口左心室流入道	-	+	+		
三尖瓣血流	四腔观右心室流入道	三尖瓣口右心室流入道	-	+	+		
主动脉血流	左心室长轴观	主动脉	+	-		+	+
	心尖五腔观	左心室流出道	+			+	
肺动脉血流	大动脉短轴右心室流出道	肺动脉右心室流出道	+			+	+

第九章 腹膜、腹膜腔疾病的超声诊断

第一节 解剖概要

一、腹膜及腹膜腔超声解剖概要

腹膜为一薄层浆膜，分为壁层和脏层，壁层衬于腹腔和盆腔壁的内面，脏层覆盖腹腔内诸脏器表面，两层腹膜间的潜在裂隙即腹膜腔。正常时，腔内仅有少量浆液湿润脏器表面，利于滑动。

（一）腹膜与内脏的关系

腹内脏器按腹膜覆盖的程度可分为三类。

1. 腹膜内脏器

脏器表面几乎完全有腹膜覆盖，在声像图上构成脏器的轮廓，如脾脏、卵巢、输卵管、胃、十二指肠上部（球部）、空肠和回肠、盲肠、阑尾、横结肠、乙状结肠及直肠上段等。

2. 腹膜间脏器

脏器三面或大部分有腹膜包裹，在声像图上也构成脏器的轮廓，如升结肠、降结肠、直肠中段、肝脏、胆囊、膀胱、子宫等。

3. 腹膜外脏器

腹膜外脏器位于腹膜后方，仅脏器前面有腹膜覆盖，如胰腺、肾上腺、肾脏和输尿管、十二指肠的降部和下部、直肠下部等。

（二）腹膜形成的结构

腹膜从腹壁和盆壁移行于脏器，或从某一脏器移行于另一脏器，形成各种腹膜结构和间隙，如韧带、网膜、系膜、皱襞和隐窝等，现就目前超声仪器扫查可能显示者简述如下：

1. 肝圆韧带

肝圆韧带位于肝镰状韧带内。系两层腹膜形成的皱襞，自肝脏面左矢状沟前部的脐静脉索沿前腹壁的内面延伸至脐部（见图9-1），超声扫查有可能显示其游离缘内的肝圆韧带。

2. 小网膜

小网膜是肝的脏面与胃小弯和十二指肠间的双层腹膜皱襞。右侧的游离缘称为肝十二指肠韧带，较厚，由十二指肠上部（球部）抵达肝门，构成网膜孔的前壁，其中含有门静脉、胆总管和肝固有动脉等（见图9-2）。小网膜的其余部分又名肝胃韧带，较为薄弱并有许多小孔，上部附着于肝的脏面静脉导管窝底部与静脉韧带相延续。下部起始于胃小弯（见图9-3）。

3. 大网膜

大网膜为腹腔最大的腹膜皱襞，由四层腹膜构成，呈围裙状，自胃大弯和横结肠向下悬垂，左缘移行为胃脾韧带，右缘系于十二指肠起始部，上缘常与横结肠连着。构成胃结肠韧带，附着于胃大弯与横结肠的前面之间（见图9-4）。大网膜是体内储存脂肪的主要部位，所含脂肪数量因人而异，肥胖者的大网膜脂肪组织尤为发达。正常人的大网膜在声像图上易识别，若有占位性或增生性病变，如癌肿大网膜转移合并腹水，则可显示增厚的大网膜漂浮于腹壁与小肠之间的腹水中。

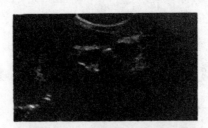

图 9-1　上腹部纵向扫查断面

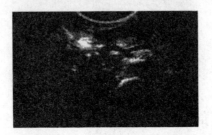

图 9-2　上腹部横向扫查断面
AO：腹主动脉

图 9-3　上腹部纵向扫查断面
↓：腹前壁的壁腹膜光滑平整的高回声线，胃大弯与横结肠之间有胃结肠韧带，其内是潜在的小网膜囊间隙↓↓；胃 AA：腹主动脉；SMA：肠系膜上动脉；L：胃结肠韧带

图 9-4　上腹部横向扫查断面
腹水患者，显示大网膜漂浮在腹水与肠道之间 A：腹水 IIVC：下腔静脉；AO：腹主动脉；↑↑：大网膜

4. 肠系膜

肠系膜由两层腹膜组成，起固定作用，将游离的肠管系于腹后壁，内含血管、神经、淋巴管和淋巴结等。主要有小肠系膜、横结肠系膜（见图 9-5）和乙状结肠系膜。

（三）腹膜间隙

腹膜间隙系腹膜反折形成的潜在腔隙，位于腹盆腔脏器与壁腹膜之间，是腹膜腔的一部分。主要的间隙有：

1. 横结肠上间隙

横结肠上间隙位于腹腔上部，横结肠及其系膜以上，膈肌以下，分为两个膈下间隙和三个肝下间隙，统称为膈下间隙（见图 9-6）。

（1）右膈下前间隙：即右肝上前间隙，位于膈肌与肝右叶的膈面之间，左界为肝镰状韧带，后界是肝冠状韧带的上叶。

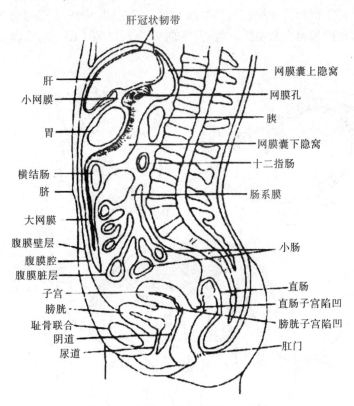

图 9-5　女性，正中切面，左侧观
显示腹膜和腹膜反折形成的大网膜、小网膜、肠系膜及腹膜间隙

（2）左膈下间隙：即左肝上间隙，位于膈肌与肝左叶膈面之间，包括胃的前面和脾脏与膈肌间的间隙，右界为肝镰状韧带，后界是肝脏左三角韧带的前叶。

（3）右肝下间隙：又名肝肾隐窝，为脓肿的好发部位。上界为肝右叶脏面及胆囊，下界由覆盖右肾上腺、右肾、十二指肠降部和胰头的后腹膜和结肠肝曲与横结肠及其系膜构成，上后界是膈肌，肝冠状韧带的下叶和右三角韧带的后叶，左界为肝镰状韧带。位于肝冠状韧带下叶和右三角韧带后叶后方的"右肝上后间隙"与右肝下间隙相通，被视为肝肾隐窝向上的延伸部分。

（4）左肝下间隙：此间隙又被小网膜和胃分为前后两个部分，即左肝下前间隙和左肝下后间隙（小网膜囊）：左肝下前间隙位于左肝叶脏面与小网膜和胃的前上面之间，与左膈下间隙相通，右界为肝镰状韧带，向左延伸至脾的脏面脾胃韧带前方。

左肝下后间隙即小网膜囊，为一不规则的大隐窝（见图9-5），其前壁是胃后壁及小网膜，覆盖左肾上腺、左肾和胰腺前面的后腹膜构成后壁，上界是肝尾状叶、膈肌的腹膜面和左三角韧带的后叶，下界是胃结肠韧带和横结肠及其系膜（见图9-6），左界为脾脏，脾胃韧带和脾结肠韧带。网膜囊向右经网膜孔通向腹膜腔的右肝下间隙，网膜孔前后壁贴近，上下径3cm左右，前界是小网膜的游离缘（即肝十二指肠韧带），后界是下腔静脉（其前面有腹膜覆盖），上界是肝的尾状叶，下界是十二指肠球部的上缘。

此外，膈下区还有一个腹膜外间隙（见图9-6），位于肝裸区、膈肌和冠状韧带的两叶之间。此间隙可发生局限性炎症，有时肝内癌肿经肝裸区浸润转移至胸腔引起大量胸腔积液，却未累及腹膜产生腹水。

膈下间隙上为膈肌，下为横结肠及其系膜（B矢状切面），肝脏将此间隙分为肝上和肝下两部分。肝上间隙又被镰状韧带分为右肝上和左肝上间隙，右肝上间隙又被肝冠状韧带和三角韧带再分为右肝上前间隙和右肝上后间（即肝肾隐窝，与右肝下间隙相延续）。在肝的裸区，即肝脏与直接相接的闭锁区，是肝脏的腹膜外间隙。肝下间隙位于肝脏与横结肠及其系膜之间，被肝圆韧带分为右肝的闭锁区，是肝脏的腹膜外间隙。肝下间隙位于肝脏与横结肠及其系膜之间，被肝圆韧带分为右肝下间隙和左肝下间隙，左肝下间隙又被小网膜再分为左肝下前间隙和左肝下后间隙（即小网膜囊）。

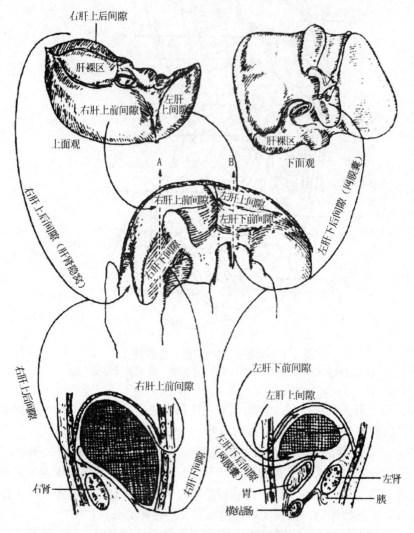

图 9-6　横结肠上间隙
A：矢状切面；B：矢状切面

2. 横结肠下间隙

横结肠下间隙位于横结肠及其系膜以下，大网膜后方，由小肠系膜根部和升结肠、降结肠分隔，盆腔则由子宫分隔，主要有以下几个间隙（见图 9-7）：

（1）右结肠旁外侧沟：位于升结肠外侧与腹膜腔右侧壁之间，上通右肝下间隙，下达盲肠后隐窝，并经右髂窝向下抵达盆腔间隙。

（2）左结肠旁外侧沟：位于升降结肠外侧与腹膜腔左侧壁之间，上端有发育良好的左膈结肠韧带，因此左结肠旁外侧沟一般不与左膈下间隙和左肝下前间隙直接通连，左结肠旁外侧沟向下经左髂窝通向盆腔。

（3）右肠系膜窦：又名右结肠下间隙，位于小肠系膜根部与升结肠之间，上宽下窄，上界为横结肠及其系膜的右半部，下方是回肠末端，后面为覆盖腹后壁的后腹膜，前面有小肠袢与大网膜，阑尾往往位于此间隙的下部。

（4）左肠系膜窦：又称左结肠下间隙，位于小肠系膜根部与降结肠之间，上窄下宽，上界为横结肠及其系膜左半部，下界为乙状结肠及其系膜，向下与盆腔间隙相通。左、右肠系膜窦借十二指肠空肠曲与横结肠系膜间狭窄的间隙互相交通。

（5）盆腔间隙：有性别差异。在男性，主要有直肠膀胱陷窝，位于膀胱与直肠之间；在女性，因有子宫存在，形成膀胱子宫陷窝和直肠子宫陷窝，后者即 Douglas 窝，底部深达阴道后壁。

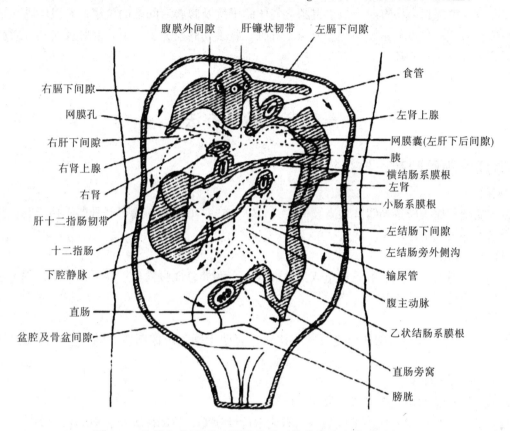

图 9-7　腹膜与腹膜后脏器的关系（横线区表示腹膜切断处）

二、腹膜后间隙超声解剖概要

腹膜后间隙范围较宽广，位于壁腹膜后方，是壁腹膜与腹后壁共同围成的一个潜在性腔隙，即腹膜后腔。其上起自膈肌，下达盆腔真骨盆上缘，两侧以腰方肌外缘和腹横肌腱部为界。

有人提出将腹膜后间隙以肾筋膜为界由前向后分为3个解剖区，即肾旁前间隙、肾周围间隙、肾旁后间隙。

（一）肾旁前间隙

肾旁前间隙位于腹膜后与肾前筋膜之间，向上延伸至肝脏裸区，向下经髂窝与盆腔腹膜后间隙相通，侧壁为结肠侧筋膜。该间隙内包括胰腺、升结肠、降结肠、肝动脉、肝门静脉起始段和脾脏动、静脉，大部分十二指肠等。

（二）肾周围间隙

肾周围间隙由肾前、肾后筋膜共同围绕而成，两层筋膜之间充满脂肪组织，主要作用为包裹保护肾脏，故又称为肾脂肪囊。该间隙内包括肾、输尿管、肾上腺、相关血管、淋巴组织等。

（三）肾旁后间隙

肾旁后间隙位于肾后筋膜与腹横肌筋膜、髂腰肌筋膜之间。此间隙内为腹膜后脂肪及疏松结缔组织，包括淋巴组织、腹主动脉分支、下腔静脉属支及腰交感神经干、乳糜池等，因无任何脏器，故不易识别，仅在其出现占位性病灶时，才有异常回声显示。

腹膜后间隙的内容物大多来源于中胚层和内胚层，位于此间隙内的主要器官和结构包括十二指肠大部分、胰腺、肾脏、肾上腺和输尿管（称腹膜外位器官）、部分肝脏裸区、腹主动脉及分支、下腔静脉及属支，还包括与之伴行的淋巴管和神经干，此外还有包绕上述器官和结构的大量疏松结缔组织、脂肪、肌肉、筋膜、原始泌尿生殖嵴残留部分、胚胎残留组织、淋巴管、淋巴结等淋巴网状组织等。上述组织均有产生腹膜后肿瘤的可能。

正常情况下，腹部超声检查时，由于胃肠道气体的干扰及腹膜后间隙的狭窄，难以清晰显示后腹膜和腹膜后间隙，但超声可以显示胰腺、肾上腺、肾脏、腹主动脉及分支、下腔静脉及属支等腹膜后器官及结构，具有很大的临床意义。

第二节　检查方法

一、腹膜及腹膜腔超声扫查技术

（一）装置

对于腹壁病变，探头应选择线阵型高频探头，频率 7.5～10 MHz。为避开骨骼阻挡或肠道气体的干扰，可选用凸型探头或扇形探头。

（二）检查前准备

通常应在空腹进行，若患者病情严重或为急性疾病，例如急性腹膜炎、膈下脓肿等，则无须任何准备。做盆腔探查应适当充盈膀胱。

（三）检查体位

一般取仰卧位，改变患者的体位进行观察比较，有助于确定声像图所见的占位性改变是否与肠道有关。

（四）声像图观察内容

（1）呈线状的腹膜回声是否光滑、整齐、连续。

（2）壁腹膜、脏层腹膜和腹膜形成的结构有无占位性病变，移动性大小，声学特性如何，与周围脏器和组织的邻接关系。

（3）腹膜间隙有无积液、积气，是否随体位改变而移动。

二、腹膜后间隙超声探测方法

（一）仪器和探头

1. 仪器

应用具有彩色和频谱多普勒功能的腹部超声诊断仪器，如具有组织谐波、宽景成像等功能则效果更好。

2. 探头

由于腹膜后间隙范围较大，部位深在，又受到腹腔胃肠道气体的严重干扰，声像图的显示具有一定的难度。探头频率不宜过高，常规应用凸阵及（或）线阵探头显像，频率一般取 2.5～5.0 MHz。在实际临床运用中，应该因人而异，根据不同受检者的体型、腹部情况，选择适当频率的探头以提高显像质量。而对于靠近腹后壁的深在病变，可选用低频探头或从后方经腰背部进行检查。

3. 仪器的设置和调节

选择仪器预置的灰阶图像模式，并适当调节增益、深度、聚焦和动态范围以获得清晰的图像。应用彩色及频谱多普勒超声检查时，可根据腹膜后间隙的大血管或肿块的具体情况，对彩色多普勒的条件（包括彩色增益、脉冲重复频率、基线、取样框大小、多普勒增益取样门宽及血流与声束夹角等）进行系列地调整。注意调节血流与声束夹角应＜60°，取样门宽大小应是管径的 1/3～1/2，壁滤波为

50~100 Hz。

（二）常规探测方法

1. 检查前准备

患者检查前应禁食8~12 h，肠道气体过多时可口服缓泻药或行清洁灌肠，以防受到胃内食物或肠道内粪便的影响而导致显像不清，必要时应饮水或口服胃肠道造影剂充盈胃肠道，以改善图像清晰度。观察下腹部或盆腔时，还可适度充盈膀胱后再行扫查。此外还应注意，检查前两天需禁行钡剂或钡剂灌肠。

2. 常用体位

检查中患者常规采取仰卧位，双手上举置于头侧，以充分显露整个腹部及盆腔，也可根据不同需要取侧卧位、坐位、站立位、肘膝位及俯卧位，通过观察病灶的活动性，以鉴别肿块是否固定于腹膜后间隙。检查腹膜后间隙大血管时，患者常规取仰卧位，但检查脾动脉及肾动脉时，可采取侧卧位。

3. 常用断面

（1）沿腹主动脉长轴及旁开的纵断面：沿腹主动脉长轴及旁开的纵断面扫查，可显示腹主动脉及分支、下腔静脉及属支等、十二指肠横部、胰腺体部和肠系膜上动脉位于肾前间隙的纵断面。

（2）沿胰腺长轴及其上下的横断面：可显示胰腺、十二指肠降部及横部、胆总管下段、肝门静脉、脾静脉及肠系膜上动脉，相当于腹膜后肾前间隙。此外，还可显示腹主动脉和下腔静脉，相当于腹膜后肾周间隙部分。

（3）经肾门的横断面：可显示肾门部的肾动、静脉及肾周间隙各部。肾和肾血管位于肾周围间隙内。

（4）经髂腰肌和髂血管的下腹横断面：可显示脊柱前缘为弧形的强回声带，脊柱两侧腰大肌和腰方肌为宽带状中等回声或低回声。而髂外动、静脉，输尿管均位于肾周间隙内。

4. 扫查方法和步骤

（1）对临床发现的肿块或可疑病变区进行超声检查时，应先在肿块区进行纵、横及斜断面连续观察，然后再对全腹、盆腔以及可能与之有关联的脏器和组织进行全面扫查。并适当加压以推开腹腔内的可活动脏器，缩短其与腹壁的距离，使图像显示得更清晰。腹膜后间隙疾病的超声解剖定位主要是通过观察腹膜后脏器、大血管、脊柱和腹膜后壁肌群来进行的。检查过程中注意图像的采集和存储，并按以下顺序进行。

①确定肿块的有无：腹膜后间隙的结构复杂，脏器较多，因此应首先注意是否存在腹部肿块，即先对全腹进行纵、横、斜等多断面的连续扫查，观察是否有异常回声区，如有要明确该异常回声是否具立体感，并反复验证其重复性如何，有经验的超声医生不会单凭一个断面的表现就盲目下结论，更不会对重复性不佳的病灶草率做出诊断。②确定肿块的来源：当超声发现肿块后，应进一步扫查肿块邻近脏器的声像图表现。注意判断肿块与周围脏器间分界是否清楚、边缘是否光整，以鉴别肿块是否来自周围脏器或与周围组织是否有粘连及浸润。检查中可利用呼吸运动（尤其是深呼吸）、改变体位或用手推动肿块，观察两者的活动是否一致，由此来判断是腹腔肿块还是腹膜后肿块。③确定肿块的数量：探测出腹膜后肿块，应继续反复扫查其周围，以确定肿块为单发或多发。单发者较易明确诊断，多发者常不易肯定其确切的数量。④测量肿块大小：取得肿块纵、横断面的最大截面图像，并测量肿块的上下、左右、前后各径线。⑤观察肿块的形态、轮廓、境界等各种特征性表现：从声像图上可以了解肿块的形态，诸如圆形、类圆形、椭圆形、梭形、哑铃状、分叶状、结节状还是不规则形。观察肿块的境界是否清楚；肿块的轮廓是否平滑整齐；是否呈伪足样或麦芒样浸润。观察肿块是否有包膜、包膜是否完整以及包膜的厚薄表现等。观察肿块的内壁或内侧缘是光滑还是毛糙，是否呈绒毛状、小丘状、乳头状、息肉状、伞状、菜花状及其他不规则形。观察肿块两侧是否具有侧后声影、侧后声影是内收还是外展形。观察肿块的后方回声表现是增强、稍增强、无改变、稍减弱还是显著减弱，以及肿块后方是否伴声影。⑥观察肿块的内部回声：肿块呈强回声、高回声、中回声、低回声、弱回声、无回声还是以上各回声的混合型，以及各回声所占的比例和范围；回声分布均匀、欠均匀还是不均匀。⑦其他：还应注意检查肝、脾、肾、肾上腺、胰腺及淋巴结是否有转移灶，以及转移灶在脏器内的分布区域、大小、形态、数量及

有无胸腔积液、腹水。

（2）腹膜后血管探测的方法和步骤，应首先行横扫确定血管位置，扫查顺序可以是从上到下，也可以是从下往上；然后再改为纵扫，以便进行彩色及频谱多普勒超声检查。

5. 腹膜后间隙疾病超声检查的注意事项

（1）腹膜后间隙疾病的超声检查中常需适当加压，以推开肠道气体，缩短探头与腹膜后脏器的距离，使显像更加清晰。但是，一旦在异位嗜铬细胞瘤的好发部位探及肿块，则操作宜轻柔，不可在肿块上加压，以免血压骤升诱发高血压危象而措手不及，并应注意观察患者有无不适。此外，对腹主动脉瘤的检查操作也一定要轻，不能加压。尤其对巨大的真性动脉瘤要特别小心，不要让患者快速翻动身体，严防破裂。如发现已有破口，且破口处有血液渗出或血肿形成，要立刻停止检查。并与家属和临床医生联系，及时处理以免大量出血危及生命。

（2）腹膜后腔范围广泛，因此超声检查务求全面仔细，应结合体位交换及多方向缓慢连续扫查，还可利用患者的呼吸变化观察了解病变组织的活动度及其与周围组织结构的关系，尽可能多获得与疾病诊断及鉴别诊断有关的信息。

（3）鉴于腹膜后实性肿瘤多为恶性，在检查时要注意有关脏器内有无转移灶，相关血管内有无栓子。

（4）对已明确定位和（或）定性的肿瘤，要建议患者或家属及早手术治疗，并在等待手术期间能随访复查以了解其动态变化及生长速度。

第三节 腹膜及腹膜腔疾病

一、急性化脓性腹膜炎

（一）病理和临床表现

腹膜炎分为原发性与继发性两类。前者仅占2%，大部分继发于腹内脏器的炎症、有系膜的胃肠道扭转、空腔脏器穿孔或实质脏器损伤破裂后，继发感染。腹膜炎可以被局限，趋向于自愈或形成局限性脓肿，也可因细菌繁殖和消化液的刺激而加重，腹膜充血水肿，产生大量渗出液，扩散发展为弥漫性腹膜炎。

急性腹膜炎的主要临床表现有腹痛，腹部压痛，腹肌紧张，及全身感染症状如发热、白细胞升高等。弥漫性腹膜炎晚期，可发生感染性休克，危及生命。

（二）声像图表现

（1）腹膜腔积液：为腹膜炎的间接征象。腹膜腔内显示游离无回声区。早期多聚在炎症病灶或穿孔部位附近或局限形成腹腔脓肿，大量渗出则弥漫分布于肠间及脏器周围。腹膜腔内炎性渗液的流动有一定规律，并与腹膜炎扩散途径及随后形成脓肿的部位有关。右肝下间隙的炎性渗出液可沿肝肾间隙向上累及膈下间隙（右肝上后间隙），或经右结肠旁外侧沟向下流入盆腔，也可经网膜孔与小网膜囊相通。在左侧因有膈结肠韧带限制，聚集在左膈下和脾周围的脓液通常不能经左结肠旁外侧沟通向盆腔，因此，左结肠旁外侧沟脓肿比较少见。有不少早期病例临床已见典型的急性腹膜炎体征，超声扫查却不能显示腹膜腔内液体回声。

（2）原发病灶的超声表现：98%的急性腹膜炎为继发性，超声扫查应注意寻找可能存在的原发病变的声像图表现，较常见的原发病变有：胃或十二指肠溃疡穿孔、急性出血性坏死性胰腺炎、绞窄性肠梗阻（多见于小肠扭转）、急性阑尾炎、急性胆囊炎、急性输卵管炎和脓肿破裂等。这些疾病都有各自的声像图特点。

（3）其他继发性改变：例如，因阑尾粪石梗阻而穿孔者，粪石可能落入腹膜腔，所形成的脓肿腔内可显示有声影的强回声团块；胃肠或阑尾穿孔者，腹膜腔内可能显示游离的气体回声；严重的腹膜炎病例合并肠麻痹，则肠蠕动减弱或消失，肠管大量积气。

(4)在声窗条件好的患者,使用高频探头可能显示增厚的腹膜。表现为肠间距离增宽,肠间可见低回声带。

(5)超声引导下穿刺抽吸腹膜腔液体呈脓性。

(三)诊断与鉴别诊断

急性化脓性腹膜炎的诊断依据为:有急性感染的临床表现,声像图显示腹腔液体回声,腹腔穿刺抽出液为脓性。但需排除其他原因所致腹水。结合病史分析,不难鉴别。

(四)其他检查

怀疑急性胰腺炎的病例应查血、尿淀粉酶,考虑为消化道穿孔的患者需透视或拍片证实腹膜腔内是否有游离气体存在。CT检查在腹腔内及脏器周围可见水样低密度区(见图9-8)。

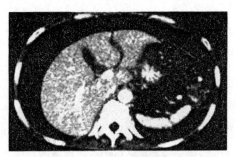

图9-8 CT上腹部横断面
腹水患者,显示脏器周围的水样低密度区

(五)临床价值

急性化脓性腹膜炎有典型的症状和体征,临床多能正确诊断,但要找出病因,有时较困难。超声检查的目的在于帮助临床诊断腹膜炎的病因和估计腹腔渗液量。原因不明的急性腹膜炎是外科剖腹探查适应证,术前如能正确诊断,可避免不必要的探查手术,或在有准备的条件下施行手术治疗。

二、腹腔脓肿

(一)病理和临床表现

在急性腹膜炎发展过程中,脓液可积聚或被包裹而形成脓肿,多位于原发病灶附近,也可发生在腹腔内的任何部位。临床常见者有膈下脓肿、盆腔脓肿和肠间隙脓肿等。

脓肿位于膈下和横结肠及其系膜以上者统称为膈下脓肿,大多数继发于腹内器官化脓性感染或空腔脏器穿孔,少数属于腹部手术后的并发症。膈下脓肿常为逐渐形成,初起时往往被原发病的临床症状所掩盖,直至脓肿增大,原发病症状消退后仍有感染中毒症状始引起注意,因缺乏特征性表现,临床误诊时有发生。

盆腔脓肿常继发于因急性阑尾炎穿孔或其他原因引起的弥漫性或局限性腹膜炎,炎性渗液因重力作用下行,积聚于盆腔的盲肠膀胱陷窝或子宫直肠陷窝形成脓肿。由于盆腔腹膜吸收毒素的能力低于上部腹腔的腹膜,全身中毒症状往往较轻,但常有直肠或膀胱刺激症状,如里急后重、黏液便次数增多、尿频、甚至排尿困难等。

弥漫性腹膜炎积留在肠袢之间的脓液可能形成单发或多发性肠间隙脓肿,与周围肠管发生较广泛的粘连,临床表现有感染症状和不全性肠梗阻。

(二)声像图表现

成熟的腹腔脓肿呈有张力的圆形或椭圆形无回声区,脓腔壁较厚,后壁及后方组织回声增强。若脓液稠厚或含有较多组织坏死残屑,脓腔内可见浮动的细点状回声,加压扫查时有移动。如有腹膜围成脓肿轮廓,境界常较清楚。由于脓肿所在部位不同,声像图表现也有差别:

1. 膈下脓肿

膈下脓肿位于肝上间隙者因有膈肌和肝脏限制,脓肿常呈扁圆形,前后径较小,而上下径和左右径较大。小网膜囊脓肿可膨胀如球,因有腹膜包裹,故边界清楚、整齐。大约25%的膈下脓肿常合并另一个腹腔脓肿,应注意扫查右肝下、肝上、结肠外侧沟和盆腔。右肝下间隙炎性渗液常经升结肠旁外侧沟流向右髂窝,甚至盆腔形成脓肿,而右肝下有时并无明显的脓肿或积液。

2. 盆腔脓肿

盆腔脓肿多位于盆底,脓肿的前、后、侧壁和底部都以腹膜为界,体积不大者常呈圆形。在女性患者,声像图表现有可能与卵巢囊肿相混淆。

3. 肠间脓肿

肠间脓肿形状常不规则,多发者脓肿大小不一,因常合并肠粘连及不全性肠梗阻,故较小的脓肿不易发现(见图9-9)。

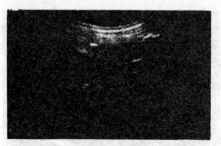

图9-9 阑尾周围脓肿声像图

(三)诊断与鉴别诊断

超声诊断腹腔脓肿既敏感又准确,但不能区别积液和脓肿,有时也可与囊肿、血肿及皮样囊肿混淆。需结合临床资料分析,必要时进行诊断性穿刺。

(四)其他检查

膈下脓肿X线透视常见膈肌抬高,活动受限。腹部平片膈上可有胸腔积液和肺下叶部分萎陷;盆腔脓肿直肠指检往往发现有触痛的肿块,凸向直肠腔,有囊性感。CT扫描能精确地识别超声不能显示或显示不清的脓肿,尤其是诊断较小的肠间脓肿,CT扫描优于超声显像。

(五)临床价值

超声诊断腹腔内脓肿相当准确,定位也颇为可靠。以往难以发现的膈下脓肿,超声诊断的正确率达85%~95%,是一种迅速、简便的无损伤诊断方法,对重病患者尤为适用,应列为首选的诊断方法。在超声引导下穿刺引流,既能肯定诊断,也是良好的治疗手段。但因肠道气体回声干扰、患者过于肥胖或腹壁有开放伤口(有引流胶管或填塞纱条)、结肠造瘘口等均可妨碍超声扫查的结果,容易遗漏较小的脓肿或出现假阳性诊断。

三、结核性腹膜炎

(一)病理和临床表现

结核性腹膜炎多继发于肠结核、盆腔结核或肠系膜淋巴结核,病理改变主要有以下三种类型:

1. 渗出型

多见于急性病例,腹膜满布粟粒性结节并刺激腹膜引起充血渗出,产生大量腹水。在亚急性及慢性病例可有腹膜增厚,结节增大及纤维化。

2. 粘连型

常见于腹水吸收以后,由于大量纤维蛋白沉着,继而纤维化,以致大网膜、肠系膜、肠道与壁腹膜之间、壁层与脏层系膜之间,均可被一层很厚的结核性肉芽组织或纤维层黏附,肠管互相粘连形成包块。

3. 包裹型

腹腔内有局限性积液或积脓,或由腹水转变而成,脓液往往呈干酪状,或为多房性,也可侵蚀肠道形成内瘘。

结核性腹膜炎临床分为急性和慢性两型，后者多见。急性结核性腹膜炎多因粟粒性结核血行播散所致，或为腹内结核病灶如肠系膜淋巴结核突然破裂引起，临床表现有急性腹痛、低热和腹胀，但全身中毒症状及腹膜刺激征均不如细菌性急性腹膜炎明显。

慢性结核性腹膜炎患者有一般结核病的全身表现，如低热、疲乏、贫血、消瘦、食欲不振等症状。渗出型者往往有腹胀和腹部轻压痛，不少粘连型患者可触及不规则包块，包裹型积脓的肿块压痛较明显，粘连型和包裹型都可合并慢性不完全性肠梗阻症状。

（二）声像图表现

结核性腹膜炎的声像图表现复杂，与其病理类型有关。常见的慢性腹膜炎病例，可能同时有渗出和腹膜增厚（见图 9-10），粘连增厚的实质性回声与包裹积脓并存。以渗出为主的病例，腹水游离无回声区可弥漫全腹或局限包裹，常见细小的点状低回声及分隔回声漂浮其中（见图 9-11）。如形成包裹演变为局限性脓肿时，可有假包膜形成，呈现类圆形或不规则形的单个或多房性低回声或无回声区，与腹内脏器无关，但可有肠管粘连。肠袢粘连与腹膜增厚为主者形成边界不清、回声杂乱的团块。

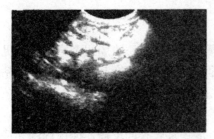

图 9-10 粘连型结核性腹膜炎声像图

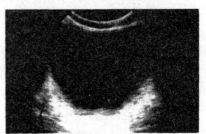

图 9-11 粘连型结核性腹膜炎声像图

（三）诊断与鉴别诊断

超声检查有腹膜渗出的病例，特别是有其他结核病灶存在时，应考虑结核性腹膜炎的可能。引起腹腔积液的病因甚多，其中肝性、肾性和心源性腹水等比较容易识别，需要进行鉴别诊断的疾病主要有：腹膜转移癌、肠系膜原发性肿瘤、腹膜间皮瘤和腹膜假黏液瘤等。

腹内肿块合并腹水的病例，首先应排除腹膜转移癌。癌种植转移结节最多见于盆腔，原发病往往是卵巢癌、胃癌或结肠癌，可显示相关的征象及肝脏和腹膜后淋巴转移结节，腹水量多者，还可见含气的肠粘连团块。

腹膜假黏液瘤病例的腹水弥漫全腹，可见分隔和大小不等的囊腔，腹腔穿刺可以抽出胶状黏液，有助于鉴别。

结核性包裹性肿块与肠系膜原发性肿瘤的鉴别较为困难。赵玉亭等报告 8 例单纯性肠系膜淋巴结结核，其中 4 例超声检查提示肿瘤。细针穿刺活检是有效的鉴别诊断方法。

（四）其他检查

CT 检查腹、盆腔有否肿大淋巴结较超声敏感（见图 9-12）。

怀疑为结核性腹膜炎的病例，应注意检查身体其他部位有无结核病灶，尤其是腹内脏器结核。在适当病例腹腔镜检查有助于发现腹膜结核、盆腔结核和进行腹膜活检。

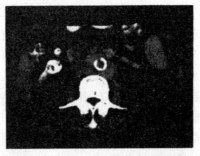

图 9-12 腹腔淋巴结肿大 CT 图像

（五）临床价值

常见的慢性结核性腹膜炎多继发于腹腔脏器结核，发病缓慢，症状模糊，早期诊断困难。超声检查虽不能直接诊断结核性腹膜炎，但可以发现腹水、肠管粘连、包裹性寒性脓肿、盆腔病变和肠系膜淋巴结肿大，为临床诊断提供有价值的影像学依据，并可在超声引导下穿刺腹水检验，协助临床做出正确诊断。

四、腹膜间皮瘤

（一）病理和临床表现

良性腹膜间皮瘤罕见，恶性腹膜间皮瘤常呈弥漫性生长，瘤组织沿腹膜匍匐蔓延，形成厚度不等胼胝样改变，伴发大小不一的肿块，往往合并腹内肠道及实性脏器粘连，部分患者有腹水，并可为血性。此瘤很少发生远处转移，也极少侵入内脏的深部。

本病早期可无症状，诊断困难。肿瘤增大产生压迫症状，可有腹胀和隐痛，主要体征是腹部肿块和腹水引起的移动性浊音等。

（二）声像图表现

腹膜间皮瘤超声表现主要是腹膜增厚和腹水。受累腹膜局限性增厚，腹膜线宽窄不均或见断裂，也可形成肿块，多呈实性或混合性回声，轮廓不规则、边缘粗糙、模糊，病变与脏层或壁腹膜粘连。腹水呈无回声区，腹水量多者，可见肠管粘连或块。

（三）诊断与鉴别诊断

超声检查发现腹膜局限性增厚或不规则肿块合并腹水，应怀疑腹膜间皮瘤，但声像图无特异性，相似的征象也见于恶性肿瘤腹腔内转移和结核性腹膜炎，应予以排除。

（四）其他检查

X线检查是诊断腹膜间皮瘤的重要手段，钡餐造影可见小肠的肠襻变形，活动性差而固定，肠管有外压征象，甚至不全性梗阻，常合并肠襻排列和分布异常，但肠道黏膜无明显破坏，也无消化道内占位性病变。腹腔镜检查有助于本病诊断，除了能直接观察腹膜肿块外，还可取肿瘤组织做活检。

（五）临床价值

超声扫查可以显示腹水，发现腹膜增厚或肿块，确定肿块是实质性、囊性或混合性。但声像图表现缺乏特异性，与X线检查所见一样，不能明确诊断为腹膜间皮瘤，CT扫描也无帮助。唯有在超声引导下穿刺腹水脱落细胞学检查，或穿刺吸取瘤组织活检，或腹腔镜检取瘤组织病理检查，如能发现恶性间皮细胞即可确定诊断。

五、肠系膜原发性肿瘤

（一）病理和临床表现

肠系膜肿瘤少见，但恶性居多。任何肠系膜组织成分，诸如淋巴组织、平滑肌、纤维组织和脂肪组织、神经、血管等均可发生肿瘤。肠系膜继发性肿瘤比原发性肿瘤常见。原发性肿瘤多为单发，多发性较少。囊性肿瘤多数为良性，恶性肿瘤几乎全为实质性。部分良性肠系膜肿瘤可能恶变。肠系膜肿瘤无论性质如何均以小肠系膜居多。

良性肿瘤较小者多无症状，往往长成较大肿块始被发现。肠系膜囊肿多见于儿童，初起时无明显症状，待囊肿增大，发生囊内出血或继发感染，则有隐痛或胀痛腹痛，肿块并有压痛。恶性肿瘤除有隐痛、胀痛和腹部肿块之外，常有食欲不振、消瘦乏力、发烧、贫血等症状。

（二）声像图表现

肠系膜肿瘤可为囊性、实性或混合性，肿块具有相当大的移动性是肠系膜肿瘤的特点，有别于腹膜后病变。其移动性虽大，但通常不能降入盆腔，有别于卵巢肿瘤。

囊性淋巴管瘤声像图上呈单房或多房性薄壁囊肿，可有分叶状轮廓。

肠源性囊肿，即囊性肠重复，多见于婴幼儿，70%以上发生在回肠系膜。声像图上呈与肠管并行的长形管状或带状无回声区，与肠管相通或不相通。

浆液性囊肿一般发生在横结肠和乙状结肠系膜，多为单发、单房囊肿。

肠系膜实性肿瘤的声像图表现与腹膜后间隙和其他部位软组织肿瘤相似。生长迅速的较大肿瘤因供血不足可发生中心性坏死或有出血、纤维化、钙化或囊性变，使声像图表现复杂化。依据声像图不能诊断肿瘤的组织学来源。

CDFI 表现：囊性肿瘤腔内无血流信号，实性肿瘤周边和肿块内见有斑片状或点状血流信号。

（三）诊断与鉴别诊断

声像图显示腹腔内囊性、实质性或混合性肿物，并有较大的移动性，但不能进入盆腔者，应首先考虑肠系膜肿瘤。恶性肿瘤多生长于肠系膜根部，常侵犯周围组织或与邻近脏器粘连，位置固定；较大的良性肿瘤因继发感染与邻近脏器粘连，移动性小，常造成定位困难，因此，肠系膜较大的肿块多诊断为腹膜后占位性病变。

肠系膜和大网膜肿瘤的声像图表现相似，并都有较大的移动性，声像图上很难区别。

（四）其他检查

X 线钡餐造影可显示肠袢受压移位，如有肠壁僵硬、钡剂通过困难或缓慢，提示肿瘤可能为恶性。CT 扫描能够提供肿瘤的确切位置，但有时仍不易与大网膜肿瘤鉴别。

（五）临床价值

据报道超声扫查能发现最小的腹膜腔内的实质性肿瘤直径为 2.0 ~ 2.3 cm，发现较大的肿瘤应无困难。肠系膜肿瘤有较大的移动性，有别于腹膜后肿瘤，虽不能确定是来源于大网膜还是肠系膜，但大网膜肿瘤更为少见。声像图所见也不能诊断肿瘤的病理类型，需在超声引导下穿刺活检才能做出组织学诊断。

六、腹膜转移癌

（一）病理和临床表现

腹膜继发性肿瘤主要的病理特征是肿瘤结节和癌性腹水。腹腔脏器的癌肿累及浆膜后形成转移性结节，结节的数量不定，大小不一。由于重力向下的缘故，癌种植多见于盆腔，其次是小肠的肠系膜附着缘。腹膜广泛癌转移引起癌性腹膜炎，常导致大量腹水和腹腔内脏器相互粘连，大网膜往往严重受累，卷曲增厚呈饼状，即所谓"网膜饼"。腹水为浆液性或血性，至晚期，转移性癌结节可遍及腹膜各处。继发性腹膜肿瘤来源于浆膜下淋巴丛癌转移者为数极少。

常见有腹膜转移的癌症，如胃癌、结肠癌、卵巢癌等已是晚期，患者多已有恶病质和腹水，或可扪及原发肿瘤、肿大的淋巴结、肝脏转移结节、网膜肿块等。

（二）声像图表现

1. 癌性腹膜炎

大多数合并腹水，声像图上表现为肠间和脏器周围游离无回声区，并可见腹腔内脏器粘连，肠粘连尤为明显，在腹水衬托下显示为含气的不均质团块。

2. 癌肿转移结节

多见于盆腔内腹膜，其次为小肠的肠系膜附着缘，大网膜严重受累时于腹水中显示为增厚和僵硬的"网膜饼"。但多数患者转移结节体积较小，声像图上不能显示，只有少数前或侧腹壁腹膜的较大癌结节在腹水的衬托下显示为等回声或高回声结节，才有可能被发现。

3. 原发肿瘤

主要是胃癌、结肠癌和卵巢癌，有时超声扫查可以显示相关的图像特征。子宫癌、膀胱癌、肾癌、胰腺癌和前列腺癌等极少发生腹膜转移。

4. 其他远处转移

腹部超声检查可能发现肝脏和腹膜后淋巴结转移的征象。

(三) 诊断与鉴别诊断

如有明确的胃癌、结肠癌或卵巢癌病史，或超声检查发现这些原发肿瘤的声像图表现，同时显示有腹水征象者，即可提示诊断腹膜转移癌，多数患者不能发现腹膜转移结节。注意勿将肠粘连误认为肿瘤，肠粘连团块中可见蠕动或气体回声。如有怀疑，可在超声引导下腹腔穿刺，将抽出的血性腹水离心沉淀染色涂片做细胞学检查，如能找到癌细胞即可确诊。癌性腹膜炎患者腹水癌细胞的检出率各家报告相差距较大，从 48%～85% 不等。

(四) 其他检查

有腹膜转移的患者多是癌症晚期，临床早已明确诊断。通常无须再做其他检查。除非是原发疾病尚不明确的初诊患者，超声检查显示腹水和包块，未能发现盆腔肿瘤，怀疑癌性腹膜炎者，应做内镜检查、消化道造影及钡灌肠等检查以排除胃肠肿瘤。

(五) 临床价值

早期的腹膜转移癌并无特殊症状，往往因原发肿瘤作超声检查时被发现，有助于临床估计患者的预后。发现腹膜种植转移者已经失去手术根治的机会，如同时发现肝转移和腹膜后淋巴结转移更是晚期表现。

七、腹膜假性黏液瘤

(一) 病理和临床表现

腹膜假黏液瘤以腹膜有多发性胶冻样肿瘤种植及合并大量黏液性腹水为特征，多因卵巢或阑尾黏液囊肿破裂引起，也可以视为腹膜继发性肿瘤的一个特殊类型。黏液囊肿破裂后，腔内的黏液连同被覆囊壁的上皮细胞进入腹膜腔，广泛种植于腹膜并不断产生黏液。粘贴于脏腹膜或壁腹膜以及大网膜上的黏液物质，可能被腹膜增生的结缔组织纤维包裹，并形成直径 1～2 cm 大小的囊泡（假黏液瘤），也可能自腹膜脱落，漂浮于腹水中。黏液和上皮细胞刺激腹膜可引起黏液性腹膜炎和腹膜粘连。

主要症状为进行性腹部胀痛，腹部膨大，病程较长。早期全身状况尚好，晚期可出现食欲下降、无力、消瘦呈恶病质表现，部分患者因肠梗阻而就诊。

(二) 声像图表现

典型的超声征象是腹膜腔显示多发游离无回声区，腹水可分隔如蜂窝状，并见大量成堆分布的点状回声随体位改变而缓慢移动，肝脏表面可见小囊附着。因卵巢黏液瘤破裂起病者，在盆腔内可能探及残存的多房性肿块。

(三) 诊断与鉴别诊断

腹膜假黏液瘤的图像应与化脓性腹膜炎和腹膜转移癌鉴别。声像图所见结合临床病史可提示本病。在超声引导下使用粗针穿刺，若抽出具有特征性的黄色胶冻样黏液性腹水，有助于肯定诊断。

(四) 其他检查

怀疑腹膜假黏液瘤的女性患者应作妇科检查，因卵巢假黏液瘤破裂起病者，往往可发现子宫附件包块或子宫直肠陷窝肿物。

(五) 临床价值

腹膜假黏液瘤少见，临床症状缺乏特异性，除非有明确的卵巢和阑尾黏液性囊肿破裂的病史，声像图所见一般很难明确诊断腹膜假黏液瘤。超声扫查如见腹水样的渗出物中有分隔或在肝表面形成包裹，应怀疑本病，最后确诊需穿刺腹水检验。

第十章　胃肠疾病的超声诊断

第一节　解剖概要

　　胃是消化道中最膨大的脏器，上端借贲门与食管相连，下端借幽门与十二指肠相通。胃可分为胃底部、胃体部和幽门部，贲门平面以上为胃底，以下为胃体。胃小弯最低点为角切迹，自角切迹向胃大弯侧划一直线，分为胃体和幽门部（即胃窦部）。贲门位于第8胸椎与第6、第7肋软骨之间胸骨左缘的高度，幽门位于第12胸骨右侧，胃底部可向上达到左侧第5肋骨高度。服钡剂或胃声学造影剂后立位检查，胃的位置和形态可分为牛角型、钩型、瀑布型、长型四种类型（见图10-1）。了解胃的分型，有助于提高超声切面技术。

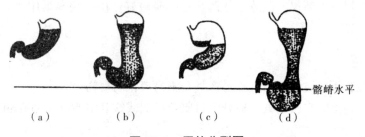

图10-1　胃的分型图
(a) 牛角型；(b) 钩型；(c) 瀑布型；(d) 长型

　　十二指肠位于1～3腰椎水平，分为球部、降部、水平部和升部。球部在门静脉、胆总管、胃十二指肠动脉的前方通过，接着在椎体右侧沿胰头部右缘下降（降部），然后横过下腔静脉前并穿过腹主动脉与肠系膜上动脉之间的夹角（横部），向上（升部）与空肠相连。空回肠肠系膜连于腹后壁。回盲部是回肠与盲肠的移行部位，易发生各种肿瘤与炎症，是超声探测的重点部位。

　　胃肠绝大部分在腹腔内处于游离状态，活动度较大，加上腔内气体的影响，脏器定位有相当难度。这与肝、脾、胰、子宫等脏器迥然不同。在胃肠脏器超声定位时应注意两点：①利用固定肠管（腹膜后位或腹膜间位）来定位。因为食管下段、十二指肠球部、降部及升部、升结肠、降结肠和直肠的部位是固定的，其本身的定位不成问题。沿着固定肠管追踪连续扫查，可对部分游离肠管进行定位（见图10-2）；②利用固定脏器来定位。例如，胃底部与肾上腺、脾、胰尾、左肾相邻，胃小弯有肝左叶覆盖，胃大弯邻近横结肠，胃前右侧有肝左叶，左侧有膈肌和前腹壁被覆，胃后壁和胰、腹后壁大血管紧邻。根据肾、脾可以判断结肠肝曲和脾曲的位置；根据子宫、阴道、前列腺、精囊等周围脏器，可以确定直肠的部位。

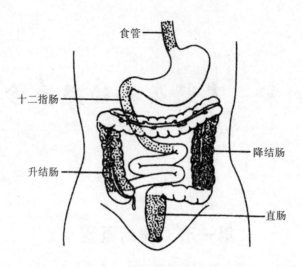

图 10-2　消化管的固定位置

第二节　检查方法

一、仪器条件

选用高分辨力实时超声诊断仪，凸阵、线阵扫描探头较好。探头频率采用 3～5 MHz，内镜超声采用 5～17 MHz 或更高频率。

二、检查前准备

（1）检查前一天晚餐不宜过饱，不宜食易产气、不易消化的食物。

（2）检查当天禁食，上午空腹检查。检查时口服造影剂或饮开水 500～800 mL，尽量充盈胃腔，以排除胃内空气干扰。

（3）一般将胃肠超声检查安排在 X 线钡剂造影之前。若已做胃肠钡餐检查，须等钡剂排空（一般次日晨即可）后才能进行超声检查。

（4）对幽门梗阻患者，可先洗胃，抽尽胃内潴留物。

（5）检查肠道应做相应肠道准备。查前一天晚餐后禁食，并服用缓泻剂（如番泻叶 10 g），次晨进行清洁灌肠。患者口服 20% 甘露醇 250 mL，10～20 min 后加服温开水 300 mL，30～50 min 空回肠充盈检查，1 h 后进行结肠检查。

三、检查方法

（一）常规经腹壁检查法

1. 空腹检查法

患者空腹，取仰卧位，探头于体表直接进行检查，可初步确定胃肠病变的部位和范围。

2. 胃肠造影检查法

（1）胃、十二指肠造影检查法：患者空腹，服声学造影剂或饮水后检查。必须采取多体位（取左侧卧位检查贲门和胃底部、坐位和站立位检查胃体部和胃窦部）、多切面扫查，以缓慢移动和连续扫查为基本原则，按食管下段和贲门→胃底→胃体大小弯→前后壁→胃角→胃窦→十二指肠的顺序进行扫查。扫查时应注意观察胃腔整体和各断面形态、位置、胃壁厚度、蠕动方向和强度、胃内容物排空情况等，发现可疑病灶时，应以其为中心做放射状扫查。胃、十二指肠常用标准切面检查方法见下（见图 10-3）。

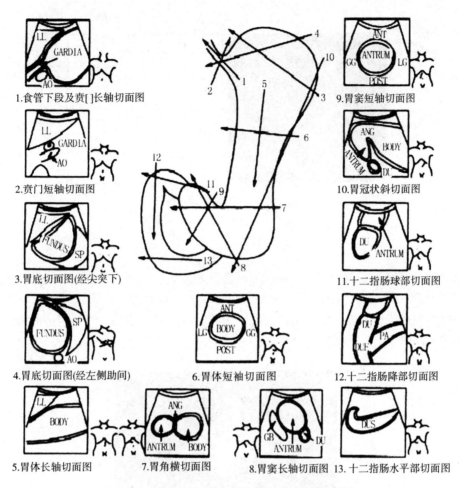

图 10-3　胃十二指肠标准切面检查方法示意图

（2）灌肠检查法：查前适度充盈膀胱。清洁灌肠后，患者取右侧卧位，将已消毒的直肠双腔管送入肛门，使气囊位于肛门括约肌以上，然后向气囊注水约 20 mL 并夹紧通气管，使其压迫肛门防止液体外流。然后患者取仰卧位，灌注氯化钠溶液 800～1 000 mL，使直肠、结肠充盈。沿直肠、乙状结肠向上直至盲肠按逆行顺序作超声检查。

(二) 特殊超声检查方法

1. 超声内镜检查法

超声内镜是超声和内镜合二为一的检查仪器。其采用微型高频探头，借助内镜同样操作，可通过食管直接捅入胃和十二指肠腔内，观察胃壁的层次结构，判断病变的大小和浸润深度及邻近脏器受侵情况。

2. 经直肠超声检查法

利用旋转式直肠探头经球形水囊进行扫查，主要用于直肠黏膜下病变及其周围病变的扫查。

第三节　正常声像图

一、正常胃声像图

(一) 贲门

探头置于上腹正中偏左，横切及斜切扫查，可显示贲门位于腹主动脉起始部的前方、肝左叶后方。短轴切面呈"靶环征"图像，周同为环状低回声管壁，中心为黏膜层及内腔构成的类圆形强回声。正常贲门短轴切面左右径 < 2.0 cm，前后径 < 1.5 cm（见图 10-4）。

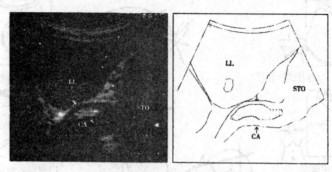

图 10-4　正常贲门声像图
LL：左半肝；CA：贲门；STO：胃腔

（二）胃

胃造影充盈后胃腔形态随扫查部位不同而异，胃壁光滑完整，"三强二弱"的五层结构清晰可见：从内到外，第一层强回声线相当于黏膜层和黏膜表面产生的界面回声；第二层低回声线相当于黏膜肌层；第三层强回声线相当于黏膜下层；第四层低回声线相当于固有肌层；第五层强回声线相当于浆膜及浆膜表面产生的界面回声。正常胃壁厚度 0.3 ~ 0.5 cm（见图 10-5）。

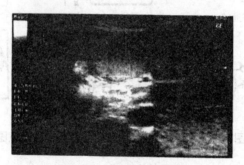

图 10-5　胃壁 5 层结构

（三）胃功能判断

正常胃的蠕动是自胃底向幽门有节律地波浪状推进，频率一般每分钟 3 ~ 4 次，高于此值为亢进，反之为减弱。饮水后（大约 500 mL）第一小时排空应大于 60%，第二小时应基本排空，若低于上述指标，即为排空延缓。

二、正常肠道声像图

（一）十二指肠

充盈的十二指肠球部呈尖顶帽样结构，位于胆囊内下方、胰头右上方；降部和水平部呈管状，包绕胰头部；升部较短，位于腹主动脉左前方，难以获得理想的充盈像。正常十二指肠壁厚度 < 0.4 cm，充盈管腔内径为 3 ~ 4 cm。

（二）空回肠

空肠主要位于左上腹，黏膜皱襞长而密集，液体充盈时呈"琴键征"（即黏膜皱襞呈琴键样排列）；回肠多位于右下腹，黏膜皱襞短而稀少。正常肠壁厚度 < 0.3 cm，充盈肠腔内径 < 3.0 cm。

（三）结肠

可根据解剖位置识别升结肠、横结肠、降结肠和乙状结肠。充盈的结肠袋呈对称性的串珠样结构。充盈膀胱后，在子宫颈或男性前列腺后方可探及直肠。正常结肠壁厚度 0.3 ~ 0.5 cm，充盈肠管内径为

3.0～5.0 cm（见图10-6）。

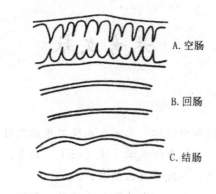

图10-6　不同肠管液体充盈时声像示意图

参考文献

[1] 姜玉新, 冉海涛. 医学超声影像学. 北京: 人民卫生出版社, 2016.
[2] 龚渭冰, 李颖嘉, 李学应. 超声诊断学 (第3版). 北京: 科学出版社, 2016.
[3] 郭万学. 超声医学. 北京: 人民军医出版社, 2015.
[4] 姜玉新, 张运. 超声医学. 北京: 人民卫生出版社, 2016.
[5] 刘延玲, 熊鉴然. 临床超声心动图学. 北京: 科学出版社, 2014.
[6] 王新房, 谢明星. 超声心动图学. 北京: 人民卫生出版社, 2016.
[7] 田家玮, 姜玉新. 临床超声诊断学. 北京: 人民卫生出版社, 2016.
[8] 冯晓源. 现代影像学. 上海: 复旦大学出版社, 2016.
[9] 薛玉, 吕小利. 超声诊断学. 北京: 科学出版社, 2014.
[10] 黄道中, 邓又斌. 超声诊断指南. 北京: 北京大学医学出版社, 2016.
[11] 任卫东, 常才. 超声诊断学. 北京: 人民卫生出版社, 2013.
[12] 余建明, 刘广月. 医学影像技术学. 北京: 人民卫生出版社, 2017.
[13] 白人驹, 张雪林. 医学影像诊断学 (第3版). 北京: 人民卫生出版社, 2014.
[14] 高剑波. 中华医学影像技术学. 北京: 人民卫生出版社, 2017.
[15] 中国医师协会超声医师分会, 著. 中国超声造影临床应用指南. 北京: 人民卫生出版社, 2017.
[16] 金征宇. 医学影像学. 北京: 人民卫生出版社, 2013.
[17] 赵洪芹, 李宏. 简明经颅多普勒超声诊断. 北京: 人民卫生出版社, 2014.
[18] 刘万花. 乳腺比较影像诊断学. 南京: 东南大学出版社, 2017.
[19] 王浩. 阜外医院心血管超声模板. 北京: 中国医药科技出版社, 2016.
[20] 张小红, 王如瑛. 腹部常见疾病超声诊断. 太原: 山西科学技术出版社, 2014.
[21] 姜玉新. 中国胎儿产前超声检查规范. 北京: 人民卫生出版社, 2016.
[22] 孙宏, 梁晓宁, 曹文, 等. 肌肉骨骼超声应用进展. 中华医学超声杂志, 2015, 12 (1): 21-24.